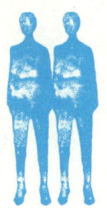

다함께 살리는 건강처방전

내 안의 의사를 깨우는 마을주치의들의 건강 길찾기

다함께 살리는 건강처방전

의료복지사회적협동조합과 함께하는 의사 34인 씀

작은것이 아름답다

책을 펴내며

우리들의 마음을 움직였던 것들이   강대곤   9

하나. 내 안의 의사 깨우기

001   우리 몸을 오랫동안 아프게 하는 것들   15
         이인동   안성 농민의원

002   약하지만 건강한 사람   21
         박두담   안성 생협치과위원

003   비위에 약하거나 강하거나   25
         김사라   서울 우리네한의원

004   과민함에 관하여   31
         이강재   시흥 희망한의원

005   편안한 자세의 함정   36
         권훈   문턱 없는 한의사회

006   음식점과 건초염   41
         이우영   안성 농민한의원

007   점점 늘어나는 알레르기 질환에 대처하기   46
         추혜인   살림의원

008   감기약을 사랑하는 엄마   51
         김선미   안성 농민의원

009   건강한 항문, 똥꼬를 위하여   56
         박인근   순천생협요양병원

010　입속 건강, 임신과 출산에도 놓치지 마세요　　61
　　　박인필　살림치과

011　싱겁게 아니 짭짤하게!　　66
　　　정홍상　안양 행복한마을한의원

012　귀찮고 난감해도 채식　　71
　　　강대곤　안성 서안성의원

013　누구에게나 좋은 음식은 없다　　76
　　　김현경　성남 우리한의원

014　주마다 작심삼일하면　　82
　　　박준희　안성 서안성의원

둘. 의사와 환자가 함께 만드는 건강

015　아플 때는 좀 쉬세요　　89
　　　김정수　향남공감의원

016　우리 모두의 아름다운 마지막 순간　　95
　　　이경진　안산 새안산의원

017　어느 부부 환자의 반전 이야기　　100
　　　서정욱　안성 농민한의원

018　병 주고 약 주는 관계라는 것　　105
　　　김우상　안산 새안산 의원

019　의사와 환자의 삶이 온전히 만나는 공간, 진료실　　110
　　　이준구　생활건강자립연구소

020　흐르는 강물처럼　　116
　　　이윤심　전주 무지개한의원

021	치과이력만큼, 인생의 무게 이승준 행동하는 의사회	120
022	환자면담, 진료실에서 생각하는 말들 김동현 인천 평화의원	125
023	소박한 점빵의 매력 전재우 마포의료생협의원	133
024	건강검진 200퍼센트 활용하기 나준식 대전 민들레의원	139
025	환자와 의사가 함께 만드는 생활건강처방전 김종희 원주 밝음의원	144

셋. 다함께 건강한 세상

026	혼자만 건강하믄 무슨 재민겨 강명근 안성 우리생협의원	151
027	활성산소 노출에 취약한 사람들 임종한 인하대 의대 직업환경의학과 교수	155
028	배설물사회에서 사는 법 권성실 안성 우리생협의원	162
029	상처, 나누고 극복하기 현승은 수원 새날한의원	167
030	내가 겪은 메르스 강대곤 안성 서안성의원	172
031	빈의자의사회 이야기 곽병은 원주 밝음의원	180

032　건강카페 '꿈땀'의 재미난 실험　　　　　　　　185
　　　　조규석　부천의료협동조합

033　마을이 사람을 돌본다　　　　　　　　　　　191
　　　　이훈호　홍성 우리동네의원

034　말랑말랑한 우리의 건강을 위하여　　　　　197
　　　　홍종원　오패산마을 건강의집

035　시장상인과 마을의료인이 가꾸는 건강한 시장　201
　　　　김종희　원주 밝음의원

036　마음 산책, 몸지도　　　　　　　　　　　　205
　　　　박봉희
　　　　한국의료복지사회적협동조합연합회 부설 교육연구센터

부록1　내 안의 의사를 깨우는 몸 지도　　　　　216
부록2　한국의료복지사회적협동조합의 건강 약속　218
부록3　전국 의료복지사회적협동조합 길라잡이　223

알림　한국의료복지사회적협동조합연합회 의사의원회

책을 펴내며

우리들의 마음을 움직였던 것들이
강대곤 안성의료복지사회적협동조합 서안성의원

휠체어에 실려 불쑥 진료실로 들어온 환자는 의식이 가물가물한 상태의 할머니였다. 의사소통은 되지 않았고, 등과 엉덩이 욕창은 아주 깊었다. 환자의 병세도 그렇지만 위생 상태가 좋지 못했다. 오랫 동안 보살핌을 받지 못하고 방치된 것이 틀림없었다. 한참 욕창의 딱딱한 가피를 절제해내는 치료를 하면서 속으로는 방치한 환자 가족에 대한 분노가 부글거렸다. 치료가 끝날 무렵 환자가 통증으로 움찔거릴 때, 환자를 모시고 온 늙은 아들이 어머니를 꼭 껴안았다.

"엄마 조금만 더 참아요.", "엄마 사랑해요."

아름다웠고 가슴이 뭉클했다. 환자 가족에 대해 이글거렸던 분노가 사그라지면서 속으로지만 심하게 화를 냈던 내가 부끄러웠다. 환자를 돌보는 과정은 대체로 무덤덤한데, 이렇게 종종 마음 깊은 곳을 움직일 때가 있다.

이런저런 소망의 과정을 거쳐 의사가 되고 싶었을 때, 의사가 되는 것이 나의 꿈이 되었을 때, 나는 의사라는 직업에 대해 현실에서 거론되는 것보다 낭만 있는 것으로 생각했다. 오래 전 보았던 '죽은 시인의 사회'라는 영화. 거기서 의사라는 직업에 대해 이렇게 이야기한다. 밥벌이 가운데 하나이지 꿈이 될 수는 없다고, 시인이나 화가나 이런 것이 꿈이라고.

의사로 살아가는 일은 시인이나 화가의 일과 비교할 때 지겹고 힘들지만, 때론 멋있는 일이 되기도 한다. 그것은 하루 종일 사람을 만나는 일의 고됨과 일이 주는 긴장감 속에서도 자주 발견하는, 사람 관계에서 얻어지는 기쁨과 감동 때문이다.

몇 년 전 의료협동조합 사람들이 토론회에서 의료협동조합에서 생각하는 건강이란 '건강한 관계다'라는 이야기를 나눴다. 나는 그 건강한 관계를 아름다운 관계로 대치시켜 생각해 봤다. 의료협동조합에서 일하는 이들에게 일이 어려운 이유는 참 많다. 그럼에도 여기에서는 많은 매력들이, 아름다움들이 불쑥불쑥 나타나 우리를 행복하게 한다.

이 책에 모은 글의 일부는 의료협동조합의 의료인들이 2년 동안 월간 〈작은것이 아름답다〉의 '다함께 사는 건강처방전' 꼭지를 통해 담아낸 글들이다. 의사들은 자주 건강 관련 칼럼을 쓴다. 의료협동조합의 의사들도 지역신문이나 단체의 기관지 같은 곳에 많은 글을 써 왔다. 그 글에서 의사들은 사람들을 '가르쳐' 왔다. 그러나 '다함께 사는 건강처방전'을 연재하며 염두에 둔 것은 건강전문가인 의사가 비전문가들에게 가르치는 글을 쓰는 것이 아니었으면 하는 것이었다.

여기에 담은 글들에서 의료인들은 그동안 썼던 건강 칼럼과는 조금 다르게 쓰고자 했다. 의사들이 알고 있는 건강에 관한 지식을 담기도 하지만, 그 이상의 내용을 담았다. 사람 사이 만남에서 생긴 깨달음과 감동들을 옮겨서 나누고자 했다. 나는 어떻게 건강해질 수 있을까. 건강한 공동체는 어떻게 될 수 있을까. 몸이, 마음이, 세상이 건강해지려면 어떻게 해야할지에 대한 의사들의 고민과 그런 과정을 지켜봤던 경험을 나누고 싶었다.

이런 글을 많이 써본 것은 아니어서 다소 엉성한 글이 되기도 했다. 너무 상식에 머무는 이야기도 있지 않을까 하는 걱정도 있다. 그래도 '함께 만들어가는 건강'이라는 소중한 우리들의 꿈과 실천이 스며 있는 것이어서 한데 묶어 보고자 한다. 세상에는 건강에 대한 글들이 넘쳐나지만 우리들의 생각은 또 이렇습니다, 하면서 내어 놓는다. 부디 우리의 마음을 움직였던 것들이 독자들의 마음에도 다가가기를.

작은것이 아름답다의 의료협동조합에 대한 애정 덕분에 이 책이 묶여 나오게 되었다. 생명과 협동의 가치에 대한 경외심에서 우리는 하나라고 느끼고 있다. 글들을 묶어 정리해주신 정은영 선생님께 각별한 감사의 인사를 드린다.

하나

내 안의 의사 깨우기

건강처방전　　　　　　#001

우리 몸을 오랫동안
아프게 하는 것들

이인동 경기도 안성에 있는 안성의료복지사회적협동조합 안성농민의원 원장이다. 1987년 대학생 때 주말진료소 봉사활동이 인연이 되어 '마을이 건강해야 내가 건강하다'는 생각을 이어가며, 우리나라 의료협동조합의 싹을 틔웠다.

진료실을 방문하는 많은 분들이 몸 곳곳이 만성으로 아파서 온다. 오래된 두통에 시달리거나 무릎이나 허리 통증, 어깨와 목줄기가 아파 잠을 못 자고 밥도 제대로 못 먹고, 움직이는 것 자체가 힘들다는 하소연을 듣는다. 이런 증상을 들으며 무력감을 느끼는 것은 의사도 마찬가지. 통증을 일으키는 원인을 찾아야 치료가 가능한데, 의사도 원인을 찾을 수 없는 경우가 대부분이기 때문이다. 결국 환자에게는 시원한 설명도 못하고 임시로 통증을 완화시키는 치료를 할 수밖에 없는 경우가 많다.

'급성 통증'은 사람을 비롯한 동물들이 생존하기 위한 필수 감각이다. 만약 몸에 손상이 생기는데 아무런 느낌이 없다면 그 손상에 적절히 대처할 시간을 놓치게 되고, 결국 심각한 장애를 갖게 되거나 심지어 생명을 잃을 수도 있다. 오래전부터 통증은 몸에 생긴 병적 상태를 암시하는 신호로 여겨졌다. 따라서 통증이 생기면 통증을 일으키는 원인 질병을 찾아 치료해야 한다고 생각했다.

실제 알레르기 질환은 해마다 심해지고, 병이 생기는 비율도 점점 높아진다. 그런데 원인이라고 생각되는 질병 상태를 적절히 치료한 뒤에도 통증이 계속되는 경우가 많았다.

지금부터 불과 20여 년 전에야 '만성 통증'이 어떤 질병에 대한 증상이 아니라 여러 원인이 있으며, 서로 다른 말초 감각 신경에 생긴 분자 차원의 변형이 중추신경까지 이상을 일으킨 상태임을 발견하게 됐다. 그 뒤 급성 통증과 만성 통증은 완전히 다른 상태라는 것도 깨닫게 됐다.

이런 이론을 배경으로 여러 약물과 다양한 치료 기법이 개발됐고, 지금도 계속 발전하고 있다. 짧게는 몇 개월에서 길게는 10년 넘게 지속되는 통증으로 고생하는 환자들을 치료하기 위한 접근을 해왔는데, 탁월한 효과를 보기도 하지만 치료가 그리 쉬운 것은 아니다. 진료하는 의사로서 당장에 질병과 고통에 빠진 환자를 도와주는 것이 어쩔 수 없는 역할이긴 하지만, 이런 만성 통증을 일으키는 환경이나 원인들을 바꾸려는 노력은 당장 치료보다 훨씬 중요하다.

우리나라 국민이 세계에서 가장 열심히 일하는 국민이라는 말을 흔히 듣는다. 과연 이것이 자랑스러운 것일까? 내가 생각하기에 이 말은 곧 '생존 경쟁에 내몰리고 살아남기 위해 원하지 않더라도 몸을 망가뜨리며 일하는 사회'란 뜻이다. 공동체가 깨지고, 이웃과 마을의 유대가 엷어지고, 여유와 문화가 사라지고, 사람보다는 이윤을 우선하는 세상이다. 허리나 무릎이 아파도 어깨가 아파도 돈을 벌기 위해 경쟁에서 뒤처지지 않기 위해 쉴 수 없는 사회이다. 몸을 돌보고 여유를 즐기면 배부른 사람이라는 비난을 받는 사회이다. 노후를 위해 자녀 교육을 위해 뼈 빠지게 일해야 하는 사회이다. 그래야 살아남을 수 있는 사회이다.

스스로 회복할 시간을 주지 않고 몸을 혹사하는 것이 만성 통증을 일으키는 가장 중요한 원인이다. 긴장을 풀지 못하고, 항상 스트레스에 시달리며, 이웃을 의심하고 항상 자기 방어를 해야 하는 정글 사회에서는 이런 만성 통증이 생길 수밖에 없다. 이제는 자본주의 논리에 따라 돈의 노예가 될 수밖에 없는 사회 패러다임을 바꾸지 않으면, 통증은 결코 사라지지 않는다. 노동 시간을 줄이고, 몸을 돌보는 운동을 하며, 음악을 듣고, 노래를 부르고, 이웃과 사귀고, 돌봄을 주고받으며, 낙오자가 될 수 있다는 불안감에서 벗어나야 통증에서도 벗어날 수 있다.

의료복지사회적협동조합에서 일하는 의사들이 생각하는 건강이란 무엇인가라는 질문으로 인터뷰를 한 적이 있다. 그때 나온 이야기들을 소개한다.

"건강이란 몸의 특별한 질병이 없고, 활기차게 자기 책임 하에 할 수 있는 일이 있고, 마음을 나눌 친구와 이웃이 있어서 공공선에 이바지할 수 있는 것."

"건강정의보다 떠오르는 말은 건강한 환경, 내 몸 알고 지키기, 살아 있는 지역사회 공동체 마을, 건강한 가정, 본인의 상태에 자신감을 가지고 일하거나 공부할 수 있는 상태."

"건강이란, 아프지 않고 불안하지 않고 우울하지 않고 가족 친구 사회와 원만하고 존중받는 상태이면서, 활력 있게 변하는 환경에 잘 적응하면서 살아가는 것."

"건강을 정의할 때 몸뚱이만 멀쩡하다는 것이 아니라 관계를 통해 형성되는 공동체 안에서 공동체가 가지고 있는 온전함이 건강의 정의에 들어가야…."

"진료 중에 운동하고 싶은데 혼자 운동이 안 된다고 하면, 운동은 같이 해야 한다 권하며 조합소모임에 연결시켜주기도 해요. 자연스레 '걷기 해보시라, 등산 한번 같이 가자.' 관계가 만들어지죠. 조합건강소모임은 진료에서도 큰 자원이에요. 소모임의 건강슬로건은 '재미있어야 건강하다. 기계가 아닌 관계를 통해 건강해진다.'죠."

"마을이 건강해야 내가 건강하다."

생활처방전

1. 내 몸이 전하는 소리에 주의를 기울이며 그 소리에 순응하자. 무엇보다 휴식은 배부른 소리란 생각에서 벗어나, 몸을 돌보는 진정한 쉼을 가진다.
 그것이 행복하고 돈 버는 일이다.
2. 지역 사회에서 공익을 위해 일하는 단체에 참여하여 내 가족을 넘어선
 지역 공동체에 기여하는 것이 건강한 삶을 보장한다.
3. 술자리를 줄이고, 노래하는 동아리나 독서 모임, 건전한 운동모임 등에
 참여 하여 문화적 소양을 풍부하게 한다. 건강하고 행복한 삶의 토대이다.
4. 이 모든 것은 이웃과 지역 공동체 구성원들과 호혜 관계를 풍부히 만들어
 건강한 관계를 이루고 이는 곧 건강한 삶으로 이어진다.

건강처방전   #002

약하지만 건강한 사람

박두남 안성의료복지사회적협동조합 안성의료생협치과 의사이다. 임상 경력 10년, 입속을 통해 온몸을 함께 바라보는 치과 치료를 하며 건강한 삶을 찾아가고 있다.

늦은 휴가를 다녀왔다. 10여 일 일정으로 중국 장안에서 신장 위그루 자치구 도시인 트루판까지 이동하는 실크로드 여정이었다. 일정도 빡빡했고 서쪽으로 갈수록 건조한 사막기후 탓에 급기야 여행 막바지 무렵 몸살에 걸리고 말았다. 상태가 심하지 않기도 하고 은근 믿는 구석이 있어 곧 나아질 거라 예상했지만, 한국으로 돌아와 본격 시작된 감기는 2주 정도 일반 감기 단계를 거치더니 그 뒤부터 마른기침에 시달리고 있다.

사실 나는 기관지가 아주 약해 일단 어떤 것에 기관지가 자극되면 바로 감기로 옮아간 뒤 오랫동안 마른기침이 이어진다. 몇 년 전에는 기침이 서너 달 계속되어 잠깐 천식에 걸린 적도 있다. 이렇다 보니 기관지를 자극하는 행위를 극히 조심하며 감기에 걸리지 않으려고 나름 노력한다.

약 1년 반 전부터 1주일에 5일 정도 수영을 해왔기 때문에 기초 체력이 좋아져 이 고질병도 좀 나아지지 않았을까 하는 기대를 은근히 했다. 꾸준한 수영 덕분에 일하면서 피곤도 덜 느끼고 체력이 좋아진 것을 경험했던 터라 운동에 기분이 고조된 나로서는 예전처럼 '감기 뒤 기침'이라는 상황에 살짝 절

망감에 빠졌다.

 물론 이번 일로 실망하여 '운동을 아무리 해도 안 되는 건 안 되는 거니, 포기하고 내 생긴 대로 살겠어.'라는 반전(?)결론을 내리는 것은 아니다. 당연히 꾸준한 운동으로 감기에도 덜 걸리게 되었고 전체 체력이 나아지면서 일상생활에서 기관지 면역력도 좋아진 것을 확실히 느낄 수 있었다. 이번 여행에서 1년 반이라는 짧은 기간의 운동이 내 몸 전체를 완전히 건강하게 바꿔 놓았을 거라는 '사악한' 기대를 한 내가 헛다리를 짚은 것이다. 나는 기관지가 약하지만 건강한 사람이라고 할 수 있다. 약한 것을 알고 더 나빠지지 않도록 노력하기 때문이다.

 신체 혹은 정신의 어떤 부분이 약하다고 해서 건강하지 않은 것은 아니다. 무릎이 약한 사람이 있다. 무릎이 약한 것을 알고 무릎에 무리가 가는 운동과 행동을 조심하면서 무릎 근육을 강하게 만드는 적절한 운동과 치료를 하고 있다면 그 사람은 건강한 것이다. '적절한 운동과 치료'라고 은근슬쩍 써 두었는데, 사실 이 '적절한 운동과 치료' 방법을 찾는 것이 쉽지 않다.

병원에 가서 의사를 만난다고 바로 찾을 수 있는 게 아니다. 이 두 가지는 본인이 자신의 몸에 관심과 애정을 가질 때 찾을 수 있다. 너무 구름 잡는 것 같고 하기 좋은 말처럼 들리는가? 의사에게 모두 의지하지 마시라는 뜻이다. 자기 몸을 알지 못하고, 몸에 애정을 갖지도 않은 채, 의사와 병원에 몸을 맡기기만 해서는 건강을 얻을 수 없기 때문이다. 내 몸 상태를 알고 애정을 가지면서 병원과 의사를 잘 이용해야 한다.

가끔 우리가 건강이라는 말에 쫓기고 있는 건 아닌가 생각이 들 때가 있다. 건강하기 위해 운동선수나 배우를 쫓아갈 필요는 없다. 손으로 작업을 많이 해서 오십견으로 어깨가 늘 아프다면 어깨의 약함을 알고 다른 부분이 어깨를 도와주도록 조금씩 근육을 키우는 것이 바로 건강이다. 오십견이 있다면 오늘부터 아령을 시작해보시면 어떨까?

생활처방전

1. 나의 1차 주치의는 나 자신이다. 몸과 마음에 관심을 가지고 꾸준히 지켜봐야 한다. 관심을 놓치면 건강이 멀어진다.
2. 치과에서 한 가지만 선택하라면 날마다 하는 양치질이 어떤 치료보다 중요하다.
3. 신뢰할 수 있는 의료기관과 의료진을 찾아 2차 주치의로 삼고 정기검진을 한다.

건강처방전 #003

비위에 약하거나
강하거나

김사라 서울의료복지사회적협동조합 우리네한의원 한의사이다. 요즘 교회에서 함께 살며 영성 수련을 하는 공동주택을 짓고 있다. 공동체와 영성에 관심을 두고 알아가고 있다.

얼마 전 한의대 후배가 찾아와서 즐거운 시간을 함께 보냈다. 사는 이야기와 이런 저런 이야기를 하다 후배가 자신도 몸이 길고 마르고 가는 체형이면 좋겠다는 이야기를 하길래 웃으며 이렇게 대답해줬다. "모든 것을 다 가질 수는 없다"고.

왜냐하면 그 친구는 헬스를 4~5시간 할 만큼 에너지가 엄청나고, 또 세상에 대한 호기심도 많아 농활을 가면 일주일에 8시간 자면서도 엄청 신나게 일하는 친구였다.

"네가 원하는 몸매를 가진 사람은 너 같은 체력을 얼마나 부러워하는데. 그런 길고 가는 친구들은 하루에 정해진 시간만큼 못 자면 다음 날 피곤해서 정신을 못 차리게 돼. 너의 장점을 보지 못하고, 서로 다른 사람의 장점만을 취하려고 하다니, 도둑심보야."

이렇게 말할 수 있던 건 내가 아마 사람마다 타고난 게 다르다고 보는 한의학을 공부하고 있기 때문이다. 한의학에서 볼 때 비위를 강하게 타고난 사람과 약하게 타고난 사람이 있다. '비위'는 양방으로는 소화기계를 말한다. 하지만 한방에서는 더 많은 의미들을 담고 있다.

비위를 강하게 타고난 사람은 어렸을 때부터 잘 먹는다. 입맛 없다는 말이 뭔지 잘 모르고 산다. 그래서 살찌기도 쉽고, 에너지가 좋아 활동량도 많다. 한방에서는 비위를 흙(土)과 연결시키는데, 비위가 좋은 사람은 외부 자극에 의해 크게 흔들리지 않는 보호막이 강하다는 뜻이다. 그러니 춥거나 날씨가 좋지 않은 상황에서도 대체로 크게 구애받지 않는다. 사회 스트레스나 남의 시선이나 말에도 크게 흔들리지 않는다. 이런 사람은 크게 스트레스를 받게 되면 열이 차오르기 때문에 더 많이 먹거나 화를 크게 내거나 변비 같은 것에 시달리게 된다.

비위를 약하게 타고난 사람은 어렸을 때부터 깨작깨작 먹는다. 맛있는 음식이 있어도 정량보다 많이 먹으면 속이 불편하다. 비위가 강한 사람들은 생각할 수도 없는 상황이다. 그래서 몸이 마르기 쉬운데, 몸에 비축해 놓은 것들이 없으니 아침에 일어나서 활동하다 보면 금방 에너지가 바닥난다. 그래서 낮잠 자는 걸 좋아한다. 열심히 놀고 싶고, 일하고 싶고, 밤새고 싶은 마음은 굴뚝같지만 하루만 밤을 새워도 이틀은 몸져눕는 자기 몸을 어렸을 때부터 미리 알기 때문에 스스로 조절하는 경우가 많다. 활동할 수 있는 에너지양이 정해져 있다 보니 '선택과 집중'을 하게 되는 것이다. 비위가 약한 사람은 한 방에서 흙(土)이라 불리는 외부 자극에 보호막이 약하기 때문에 겨울에 무척 추위를 타고, 여름에는 더위를 먹기 쉽다. 겉으론 쿨한 척하는 사회적 페르소나(가면, 얼굴)를 쓰고 있지만 실상은 스트레스에 약하다. 남의 말이나 시선, 타인의 감정, 스스로 감정들에 예민하게 반응한다. 이런 사람은 스트레스를 받으면 잠도 들지 못하고, 화를 내더라도 에너지가 고갈되기 때문에 나중에는 무기력이나 우울 같은 증상으로 넘어가게 되는 경우가 많다. 그래서 어떤 상황에서 도피하는 성향을 가지게 된다.

주위 사람의 얼굴들이 떠오르는가? 나는 어떤 유형인가? 비위가 강한 사람은 에너지도 많고 자신을 둘러싼 환경과 사회에서 스트레스도 덜 받는 것 같아 부럽기만 한가? 꼭 그렇지도 않다. 비위가 약한 사람은 자극에 민감한 만큼 섬세하고, 세심한 성격이다. 그래서 비위가 강한 사람들이 놓치는 작은 부분들은 세심하게 챙긴다. 에너지가 약하기 때문에 선택과 집중을 잘해, 예술계의 명인이나 장인 같이 집중력을 요하는 분야에서 비위가 약한 사람이 많은 편이다. 마른 체형은 덤이라고 해두자.

　한의학을 공부하고 사람들을 만나며 항상 느끼는 것은 결국 사람은 타고난 바가 있다는 것이다. 하지만 사람들은 자기가 타고난 것의 장점을 보지 못하고, 항상 반대되는 사람의 장점만 부러워한다. 자기가 타고난 것을 잘 파악해 인정하고 장단점을 알게 된다면 나라는 사람을 데리고 살기 조금 더 편해진다. '나는 원래 추위를 잘 타니까, 목도리를 챙겨야겠다.' 이런 식으로 대처하게 된다. '다른 사람은 다 이 정도 추위쯤은 아무것도 아닌데 나만 벌벌 떨다니, 이게 뭐람' 이렇게 생각하며 나를 괴롭히지 않게 되는 것이다.

생활처방전

1. 자신의 타고난 체력을 잘 알아야 한다. 자신의 몸은 의사보다,
   항상 그 몸과 함께 살아가는 자신이 가장 잘 아는 법이다. 생활하면서
   자신의 체력 한계는 어디인지, 얼마큼 자고 얼마큼 쉬어야 하는지
   자신을 잘 살피고 배려해야 한다.
2. 자신의 장점과 단점을 알아야 한다.
3. 자신의 있는 그대로 모습을 사랑해야 한다.

건강처방전   #004

과민함에 관하여

이강재 경기도 시흥시 시흥희망의료복지사회적협동조합 희망한의원의 한의사이다. 28년차 한의사로 스스로 '운'에 따라 오게 된 이곳에서 한의사로서 몸을 담은 끝 일터이기를 바란다. 체질의학을 시작하면서 뒤늦게 공부에 흥미를 느껴 공부가 취미가 되었다고 한다.

나는 매운 것에 무척 과민하다. 어릴 때부터 쉰 살이 넘은 지금까지 매운 음식을 잘 먹지 못한다. 매운 것이 입에 들어가면 혀가 얼얼하고 콧물이 흐르고 재채기가 난다. 다음 날 화장실에서 그 찌꺼기를 내보내야 할 때도 고통이 따른다. 못 먹는 정도를 사례로 든다면 라면 가운데 가장 인기 있는 '검은 글씨의 빨간 포장지' 라면을 먹지 못한다. 어렸을 때 할머니가 살아계셨을 때는 우리 집에서 김장을 하면 늘 나를 위해 고춧가루가 하나도 들어가지 않은 백김치를 담갔다. 체질 공부를 한 뒤로는 배추김치를 전혀 먹지 않으니 요즘은 그런 별스런 절차가 필요하진 않다. 하여간 내게 매운 것은 맛이 아니라 고문에 가깝다.

과민함은 우리 몸의 면역반응이다. 과민함을 일으키는 인자는 음식, 사물, 환경, 동물, 기후를 비롯해 우리 주위에 널려 있다. 커피 몇 방울도 그대로 토해내는 분, 금니 때문에 생긴 불쾌함, 포도당 주사로 인한 중독, 보리차를 마셔서 생긴 비염, 고양이가 원인인 가려움, 인테리어를 새로 한 가게에 들러서 발생한 발진, 견과류를 먹은 뒤 생기는 딸꾹질, 고등어를 먹고 올라오는 생목, 여러 종류 약물에 의해 발생하는 다양한 과민

반응까지 일일이 나열하기 어려울 만큼 많다.

20대 후반의 여성이 한의원에 왔다. 이분에게 불편한 것은 어지러움과 메스꺼움 그리고 두통이었는데, 이런 증상이 생긴 이유를 스스로 잘 짐작하고 있었다. 사흘 전부터 컴퓨터를 사용하는 편집 작업에 집중했는데, 처음에는 눈이 뻑뻑해지더니 구역질이 나면서 어지러워졌고 머리까지 아프게 되었다는 것이다. 전에도 스마트폰을 오래 보면 이런 비슷한 증상이 있었다고 했다. 나는 이분의 증상이 전자파 탓이라 판단하고 체질침으로 자율신경을 조절하는 치료를 했다. 치료를 마친 뒤에 느낌이 어떤지 물었더니, 침의 자극을 받으면서 몸이 서서히 시원해졌다고 한다.

환절기가 되면 온몸에 아토피가 돋는다는 이분은 금양체질이다. 금양체질인 사람들은 다른 체질에 비해 전자파에 과민한 분들이 많다. 그래서 나는 이분에게 컴퓨터 작업을 할 때는 일정한 시간을 정해서 쉬면서 스트레칭도 하고 먼 풍경을 보며 눈의 긴장을 풀어주라고 당부했다. 그리고 모니터의 밝기를 가장 낮은 수준으로 조정해 쓰라고 권했더니 내가 말하는 것을 금방 알아들었다.

메모리를 가진 전자제품은 오래 사용하다가 원상태로 초기화할 수 있다. 우리 몸도 때때로 순수한 원래 상태로 초기화할 수 있다면 좋겠다. 하지만 우리 몸을 늘 건강한 상태로 유지하는 것은 쉬운 일이 아니며, 또 그때그때 조건에 따라 아주 다양한 상황에 처하며 변화를 겪는다. 그래서 어떤 것이 정상 반응인지 비정상 반응인지 분별하는 것은 매우 어렵다. 그렇다면 이런 과민함에 대처할 수 있는 기준과 근거는 없을까.

다행스럽게도 '8체질론'에 이에 관한 답과 해결책이 있다. 8체질의학에는 체질별로 과민함을 일으키는 인자에 관한 목록이 성립되어 있다. 내가 위에서 사례로 든 여성은, 그 분이 가진 증상을 통해 그것이 전자파로부터 생겨났음을 쉽게 도출했다. 그 이유는 체질맥진을 통해 그분의 체질을 감별했기 때문이다. 8체질의학에서 체질을 감별하는 행위는 환자에 대한 이해의 첫 문을 여는 것이다. 문을 잘 열었으니 증상의 원인파악이 용이해졌고, 적절한 처방을 선택할 수 있었던 것이다.

8체질론은 사람의 몸을 여덟 가지 체질로 나눠서 보는 독특한 인식론이다. 이것을 질병 치료에 응용한 것이 8체질의학이다. 체질을 쉽게 표현한다면 '다름'이라고 말할 수 있다. 나와 비슷한 체질이라면 매운 것에 과민한 경우가 많다. 나와 다른 체질이라면 그렇지는 않을 것이다. 그리고 나는 위의 여성과 다른 체질이므로 전자제품에 오래 노출되어도 별다른 반응이 없다.

생활처방전

1. 나는 어떤 체질인지 아는 것이 첫걸음이다. 그런 뒤 자신에게서 나타나는 과민함의 목록을 적어본다.
2. 원인 인자를 알고 있다면 그것을 적고, 과민 증상이 어떻게 나타나는지도 적어 본다. 원인을 모른다면 전문가의 도움이 필요하다.
3. 내게 나타나는 과민 증상이 건강한 반응인지, 아니면 병리적인 반응인지 잘 따져보아야 한다. 그렇게 해서 과민함을 일으키는 원인 인자는 가까이 하지 않는다.
4. 특히 특정한 약물에 과민 증상이 있다면 그것은 잘 기억하고 있어야만 한다.

건강처방전　　　　　　　　　#005

편안한 자세의 함정

권훈 문턱 없는 한의사회 소속으로 학생 때 의료생협에 관심을 갖게 되었다. 사회가 건강해야 개인도 건강할 수 있다고 생각하는 그이는 경기도 용인시 용인해바라기의료복지사회적협동조합에서 일했다.

한의원에서 진료를 보다 보면 여러 질환군의 환자들이 내원한다. 여러 분류 가운데 통증질환 환자들이 차지하는 비중이 무척 크다. 그 가운데 한의원 방문 빈도 1위인 허리 통증에 대해서 살펴볼까 한다.

"허리가 삐끗해서 왔어요", "자고 일어나니 허리가 아파요", "제가 원래 허리가 안 좋아서", "허리 디스크가 있어요", "나이가 들어서 허리가 아파요"… 진료를 보면서 많이 접하게 되는 말이다. 이런 분들 가운데 외부 충격으로 온 삐끗함이나 타박상이 생겨 내원한 사람들 경우를 빼고는 나머지는 왜 아파졌는지 그 근본 원인에 대해 고민해보지 않는 경우가 많다. 멀쩡하던 허리가 왜 자고 일어나니 아파졌을까? 단순히 잠을 잘 못자서 아픈 것일까? 디스크(추간판탈출증)는 원래부터 있었을까?

한 가지 예를 들어보자. 심한 어깨 통증과 허리 통증을 호소하는 분이 있었다. 자신은 이렇게 아픈 게 처음이고, 도무지 원인을 모르겠다고 했다. 나는 바로 "본인이 현재 앉아 있는 자세가 어떻다고 생각하세요?"라고 여쭤보았고 환자는 그냥 괜찮다고, 보통이지 않냐고 이야기했다. 나는 그 자리에서 가

만히 계시라고 말씀 드린 뒤 앞모습과 옆모습을 핸드폰으로 찍어서 보여드렸다. 환자분은 바로 수긍했다. 그 환자분은 자세가 심하게 구부정했다. 통증은 자세에서 비롯된 것이었다.

현대인은 하루 가운데 대부분 시간을 앉아서 생활한다. 그런데 우리가 괜찮다고 생각했던 앉는 자세가 잘못된 경우가 많다. 우리는 하루 종일 척추를 괴롭히고 있는 셈이다. 앉은 자세는 대체로 누워 있는 자세의 4배 가량, 서 있는 자세의 2배 가량 압력이 척추에 전달된다. 그렇다면 이 압력을 가장 많이 지탱하는 부위는 어디일까? 골반이다. 골반 뼈 가운데 바닥에 가장 가깝게 위치하는 뼈가 좌골이다. 이 뼈의 이름을 한자로 풀어보면 앉는 뼈, 좌골(坐骨)이다. 좌골은 엉덩이에서 허벅지로 넘어가는 아랫부분에 위치하고 있다. 이 좌골에서 톡 튀어나온 부분인 좌골결절은 우리가 만져보거나 엉덩이와 골반의 위치를 이동하며 앉아보면 느낄 수 있다.

그런데 아이러니하게도 이 좌골로 제대로 앉는 사람들이 드물다. 대부분 좌골 쪽보다는 푹신푹신한 엉덩이의 살이 두터운 부위로 앉기 때문이다. 이렇게 잘못 앉는 자세는 소파에 편하게 푹 기대서 앉는 경우를 생각하면 알 수 있다. 누군가는 이 자세를 '세상에서 제일 편한 자세'라고 할 것이다. 엉덩이 위치가 등받이에 비해 한참 앞으로 나와 있는 자세, 바로 그 자세이다. 이렇게 앉게 될 경우 요추는 한없이 뒤로 굽어간다. 디스크에게 터지라고 사정을 하는 셈이다. 근육과 인대조직에도 무리를 준다. 이런 자세가 익숙해진 사람은 결국 올바르게 앉는 자세가 오히려 불편한 자세가 돼버리고, 척추의 건강은 걷잡을 수 없이 나빠질 수밖에 없다.

그렇다면 바른 자세는 어떤 자세인가. 좌골이 바닥면에 닿게 엉덩이와 골반을 최대한 등받이에 당겨서 앉고, 허리는 최대한 펴고, 가슴과 어깨를 활짝 펴고, 턱을 몸 쪽으로 당겨서 거북목이 되지 않게 하는 것이다. 그렇다면 이제 우리는 바른 자세를 알았으니 항상 척추건강을 지킬 수 있을까? 바른 자세를 알고 있다 하더라도 그것을 지키는 것은 쉽지 않다.

첫째로 이미 '편한 자세'에 익숙해졌기 때문이다. 이런 경우 열심히 노력하는 것이 중요하다. 이 경우에는 바른 자세를 유지하기 위한 근육들의 힘이 빠져 있고, 안 좋은 자세를 유발하는 근육들이 긴장되어 굳어 있는 경우가 많다. 그 상태를 유지할 경우 급속도로 척추건강이 나빠지거나 허리가 굽는 문제가 생길 수 있다. 또 다른 하나는 작업대의 높이가 적당하지 않기 때문이다. 책상이나 싱크대 같이 우리가 평소에 일을 하는 작업대 높이는 명치에서 배꼽 사이에 위치하는 것이 적당하다. 이보다 높으면 팔을 사용해서 일하기에 불편하고, 너무 낮으면 목과 어깨, 등이 굽어진 상태로 일할 수밖에 없다. 여기서 주의할 점은 편안한 높이는 개인의 체형 차이가 있으므로 쭉 펴고 앉았을 때 편하게 작업할 수 있고 자세가 웅크려지지 않는 높이를 맞추도록 하는 것이다.

생활처방전

1. '세상에서 제일 편한 자세'는 척추에겐 괴로운 자세다. 앉을 때 최대한 엉덩이를 등받이 쪽으로 당겨서 앉자.
2. 어깨와 등이 굽은 자세는 건강도 해치고, 자신감도 없어 보인다. 가슴을 활짝 펴자.
3. 거북목은 어깨와 등의 통증, 두통을 일으키고 나아가서는 전체 척추의 건강을 해칠 수 있다. 턱을 몸 쪽으로 당기는 연습을 하자.

건강처방전   #006

음식점과 건초염

이우영 8년 전부터 안성의료협동조합 농민한의원 한의사로 일하고 있다. 요즘 명상과 영성에 관심이 있다는 그이는 '지금 이 순간을 살라' 라는 말처럼 살기를 꿈꾼다.

무거운 마음으로 집을 나서 출근하는 길, 고개를 숙이고 앞서 가던 아내는 눈물을 훔쳤다. '오늘도 힘든 하루를 어떻게 버틸까?' 생각하니 나라도 눈물이 날 것 같았다. 한 달 전, 아내는 시내 중심가에 프랜차이즈 음식점을 열었다. 경험도 없었고 주위에서 모두 말렸지만 용기를 내어 도전을 했다. 하지만 음식점 일은 예상과 다르게 많은 분들 우려대로 너무 힘들었다. 재료를 프라이팬에서 볶는 메뉴가 많았는데, 평소 손가락 관절이 약했던 아내는 1주일 만에 손을 놓을 수밖에 없었다.

손가락과 손목 힘줄에 염증이 생겨 손을 쓸 수가 없었던 것이다. 막 개업을 해서 손님은 밀려들어 울면서 음식을 만들어야 했고, 병원에서 아픈 관절에 직접 놓는 봉침치료나 스테로이드 주사를 맞으며 눈물을 삼켜야 했다. 아픈 손을 겨우 달래 음식을 만들고 나서는 주방 창고 한쪽 구석에 널브러져 고통을 견뎠다.

결국 조리사를 추가 채용한 뒤 아내는 주방에서 나올 수 있었다. 하지만 홀 서빙도 쉽지 않았다. 음식을 담는 그릇이 도기로 되어 있어 무거웠기 때문이다. 아내를 위해 파라핀촛물 찜질기를 따로 구입해 밤늦게 퇴근한 뒤 손에 찜질을 하도록

했지만 몸이 너무 지치고 힘들어 찜질도 차분히 하지 못하고 쓰러져 눕곤 했다.

식당 일이 그렇게 힘든 줄 몰랐다. 음식점에서 일하시다 손이나 어깨가 아파 한의원에 오시는 분들이 가끔 있지만 직접 경험해보기까지는 그렇게 힘들게 일하시는지 몰랐다. 보통 하루 12시간 근무를 하신다. 분식점 같은 경우 식사 시간 말고도 손님이 많아 하루 종일 쉬는 시간 없이 일을 하신다. 점심 저녁 식사 시간에는 음식을 만들어 내느라 바쁘고, 식간에는 다음 음식 재료를 준비하는 일도 보통이 아니다. 게다가 웬만한 음식점은 휴식 시설도 없는 좁은 환경에서 근무한다.

무거운 조리기구와 반복해서 쓰는 손, 긴 노동 시간은 상체의 어깨, 팔꿈치, 손목 관절 부위에 많은 부담을 주고 결국 염증을 일으켜 통증으로 고생을 하게 된다. 찜질과 침치료, 염증과 어혈을 치료하는 약을 투약하지만 가장 중요한 것은 팔을 덜 쓰는 것이다. 하지만 통증 때문에 당장 일을 쉴 수 있는 환경에 계신 분들은 드물다.

아내는 1~2년은 해보겠다는 굳은 의지를 가지고 시작했지만 결국 8개월 만에 접었다. 나도 퇴근 뒤에는 음식점으로 다시 출근해 밤 10시가 넘어 아내와 함께 귀가했고, 함께 일하시는 분을 못 구해 바쁠 때는 점심시간에도 잠깐 도와야 할 정도였기 때문에 가게를 정리하고는 하늘을 날 것 같은 기분이었다. 우리가 했던 가게를 지날 때마다 힘들었던 기억으로 몸서리가 쳐질 정도였고 지금도 그곳에서 수고하시는 분들 생각에 왠지 죄송한 마음도 갖곤 했다.

  아내는 가게를 그만 둔 뒤에도 한동안 통증이 가라앉질 않아 나 모르게 손 전문 병원을 인터넷에서 검색해 진료를 받고 수술까지 예약을 하고 왔다. 그때까지 그 정도로 아픈 줄은 몰랐다. 하지만 정밀 검사 결과, 염증 말고 다른 문제는 없다는 말을 듣고 계속 쉬면서 꾸준히 한약 치료를 해보자는 내 권유를 받아들였고, 2~3개월 계속 복용했더니 일상생활을 할 수 있을 정도로 회복되었다. 하지만 여전히 무거운 물건을 들거나 손을 많이 쓰는 일을 하면 통증을 느낀다. 그 뒤로, 평소에도 손빨래를 고집하던 아내를 완전하게 치료하지 못한 내 죄로 인해 와이셔츠와 하얀 가운 빨래는 내 몫이 되었다.

생활처방전

1. 발병 초기나 급성 염증 상태일 때는 휴식과 함께 냉찜질을 하는 것이 좋다.
2. 만성 통증에는 부목이나 보호대를 착용하고, 온찜질이나 촛농 찜질, 마사지를 하는 것이 좋다.
3. 건초염을 예방하려면 작업 시작하기 전과 마친 뒤 힘줄 유연성을 높이기 위한 운동을 하고, 될 수 있는 대로 반복 동작을 하는 신체 부위는 무리하게 쓰지 않는다. 작업할 때 휴식시간을 꼭 정해 놓는다.

건강처방전　　　　　　　　　#007

점점 늘어나는
알레르기 질환에 대처하기

추혜인 서울 은평구에 있는 살림의료복지사회적협동조합 살림의원 의사이다. '병원' 기능만 가진 의원이 아니라, 마을에 오랫동안 깊이 뿌리내리는 마을 사랑방, 살림공동체가 되기를 바라며 공공 의료체계가 그물망처럼 짜여진 사회를 꿈꾼다.

알레르기 환자들이 왜 점점 늘어나는 것일까? 진료실에서 알레르기 비염, 천식, 아토피, 음식 알레르기 질환을 가진 분들을 진료할 때면 알레르기가 해마다 심해진다고 호소한다. 본인과 배우자는 알레르기가 없는데 아이들은 왜 아토피가 있는지 궁금해 하는 보호자도 있고, 어렸을 때는 분명히 없었던 알레르기 비염이 왜 30세가 넘어 생기는지 궁금해 하기도 한다.

"요즘 아이들이 약한 건가요? 우리 어릴 때는 괜찮았잖아요. 요즘은 웬만한 아이들이 다 아토피가 있는 거 같아요."

"저도 태열이 있기는 했는데, 아토피까지는 아니었거든요."

"몇 년 전부터 봄만 되면 콧물과 재채기 때문에 미치겠어요. 왜 갑자기 이러는지 모르겠어요."

실제로 알레르기 질환은 해마다 심해지고 있다. 병이 생기는 비율도 점점 올라가고 있지만, 그 증상이 점점 심해지고 있는 것도 사실이다. 이렇게 알레르기 질환이 늘어나는 데에는 여러 가지 원인이 있다.

그 첫 번째 원인은 세계에서 벌어지고 있는 기후변화이다. 기후변화 탓에 식물의 개화시기가 달라지면서 꽃가루 알레르기가 예전과 달리 일찍 시작해서 늦게까지 지속된다. 식물의 북방한계선과 남방한계선이 달라져 원래는 남부 지방에서만 서식하는 식물들이 점차 북상하며 새로운 알레르기 항원으로 작용하기도 한다. 게다가 같은 꽃가루라도 대기 온도가 높을수록 '알레르기 항원성'이 높아진다는 연구 결과도 있다.

두 번째 원인은 세계화이다. 외래종 동식물들이 들어오면서 사람들이 새로운 알레르기 항원에 노출된다. 한국 토종 집먼지진드기에는 알레르기가 없는 사람들도, 미국이나 유럽에서 들어온 집먼지진드기에는 알레르기 반응을 나타내는 경우가 아주 많다. 또 전통 과일보다는 바나나, 망고, 아보카도 같이 나라밖에서 들어온 지 얼마 되지 않은 과일들이 알레르기를 일으키는 경우가 많다. 어쩌면 이런 분들이 조선 시대에 태어났다면 아마 아토피가 없었을 것이다. 나만 해도 토종 집먼지진드기에는 아무렇지도 않은데, 유럽집먼지진드기에는 알레르기 반응이 나타나니까 말이다.

또 다른 중요한 원인은 환경오염이다. 꽃가루와 곰팡이 같은 전통 알레르기 항원들이 미세먼지, 공기 속 중금속물질 같은 대기오염 물질과 결합해 새로운 알레르기 항원으로 작용하는 경우가 점점 늘고 있다. 또한 미세먼지 영향을 받아 이미 예민해진 호흡기는 다른 알레르기 항원에도 훨씬 민감하게 반응하게 된다.

마지막으로 식품 첨가물 영향을 빼놓을 수 없다. 엠에스지(MSG)로 대표되는 여러 식품첨가물들은 장점막세포의 결합상태를 변화시켜 음식물 알레르기 항원성을 높이게 되고, 설사, 두드러기를 일으키거나, 아토피 피부염을 악화시킬 수 있다.

이런 알레르기 반응을 줄이기 위해서 식품첨가물이 들어간 음식을 피하고, 집먼지진드기 관리를 위해 침대 청소를 자주 하거나 이불을 삶아 빠는 것이 좋다. 아울러 기후변화, 세계화, 환경오염, 건강하지 않은 먹을거리 문제에 대해 속해 있는 공동체에서 공동으로 대응하고, 동시에 내 생활에서 무엇을 바꿔야 하는지 살피는 자세도 필요하겠다.

생활처방전

알레르기 체질을 개선하는 방법
1. 식품첨가물을 피한다.
2. 침구와 이부자리를 자주 세탁한다.
3. 기후변화와 환경오염을 막기 위해 노력할 일을 찾는다

건강처방전　　　　　#008

감기약을 사랑하는 엄마

김선미 안성의료복지사회적협동조합 안성농민의원 의사다. 다른 사람을 돕는 일을 직업으로 하고 싶어 내과의사가 되었다. 의료협동조합에서 소신대로 진료하고 환자(조합원)들과 즐겁게 소통할 수 있어 행복한 마음으로 일한다.

나는 결혼한 지 6년째 접어든, 갓 돌이 지난 딸 하나를 둔 내과의사이다. 집과 멀리 떨어진 대학에 합격해 기숙사 생활하면서 부모님 곁을 떠났으니, 성인이 된 뒤 부모님을 뵙는 것은 일 년에 채 스무 번이 안 됐던 것 같다. 가끔 집에 갈 때면 항상 눈에 들어오는 것이 엄마의 약상자였다. 엄마는 당뇨는 물론이고, 그 흔한 고혈압 같은 만성질환과는 거리가 먼 분이다. 그런데도 그 커다란 약상자는 항상 온갖 약들로 가득 차 있었다. 학생 때는 자세히 들여다보지 않았지만, 졸업 뒤 수련과정을 거치며 약 이름이 익숙해져 갈 때쯤 날 잡아 약상자를 들여다보았다. 대부분 약은 약국봉투에 담겨져 있었고 봉투 위에 '기침약', '몸살약', '편도선약', '배탈약' 같은 이름이 적혀 있었다. 엄마 나름대로 그 약을 처방받을 당시 주 증상에 맞는 이름을 붙여놓아 나중에 같은 증상이 있을 때 드시기도 하고 그랬나 보다.

지금은 엄마가 주중에 집에 오셔서 딸아이를 봐주고 계신다. 14년 만에 엄마밥 먹고 일하러 가는 호사를 누리고 있다. 의사가 된 뒤 처음으로 같이 사는 것이다. 그러다 보니 엄마의 건강상태도 좀 더 잘 알게 되었다. 엄마도 병원 가는 것보다는 딸인 나에게 '어디어디 아프니 무슨 약 좀 지어다 달라'고 말씀하시는 경우가 많아졌다. 처음에는 그대로 약을 지어다 드렸는데, 엄마는 지어온 약을 온전히 다 드시는 적이 별로 없었다. 그러다 보니 자연히 집에도 약상자가 만들어지고 약봉투가 하나둘씩 늘어나기 시작했다.

엄마는 수년 전 허리 디스크 수술을 받은 뒤 항상 조금만 무리하면 허리 통증이 생겼다. 거기다 무릎은 퇴행성 관절염이 있어 오래 걷거나 서서 일하기가 쉽지 않다. 내가 보기엔 원래 가진 관절염과 허리 수술 후유증이 악화와 호전을 반복하는 것 같은데, 엄마는 이것을 '몸살'이라고 생각하시는 듯하다. 그래서 동네의원에 가시면 몸살감기약을 일주일치 처방 받아 많이 아픈 날 한 봉지씩 드시곤 했다. 웬만하면 참고, 못 참겠으면 한 봉지 드시고, 이것이 엄마가 찾아낸 차선책이었던 것이다.

지어온 약은 진통제, 소염제, 근이완제, 위장약 따위였다. 이렇게 감기약을 사랑(?)하는 엄마와 살다 보니 내 진료실에도 변화가 생겼다. 고혈압, 당뇨약을 타러 오시는 엄마 또래, 혹은 그보다 연세가 많은 할머니들 가운데 한 달에 한 번 오실 때마다 감기약을 처방해달라고 하시는 분들이 있다.

　예전이라면 단호히 "약은 증상이 있을 때 오셔서 진료 받고 처방을 받으셔야죠!"라고 말씀드리고 혈압, 당뇨약만 처방했을 것이다. 이제는 그분들의 모습에 엄마가 겹쳐 보이기도 하고, 일 다니랴 집안일 하랴 여기저기 쑤시고 아픈데 병원에 찾아올 시간을 내기 힘든 고단한 일상이 보이기도 한다. 그래서 감기약 며칠치만 처방해 달라는 그분들 목소리를 외면하기가 어렵다. 진통제에 소염제, 근이완제 소량, 진통 효과가 있는 기침약 소량. 이렇게 처방하고 "지어드린 약은 이러저러한 약이니, 그 밖에 증상에는 듣지 않을 것"이라고, "그럴 때는 꼭 병원에 오시라"고 설명한다.

　관절염 약 대신 이 약을 신줏단지 모시듯 할 그분들을 외면하기 힘든 현실이다. 우리네 엄마들이 몸이 아프지 않을 정도로 적당히 일하시고 남은 시간에 운동이나 여가를 즐길 수 있는, 그래서 몸살감기약 처방이 필요하지 않는 날이 얼른 왔으면, 하고 바래본다.

생활처방전

1. 평소에 규칙적인 운동을 통해 면역력을 키우는 것이 가장 좋다.
2. 감기에 걸린다면 따뜻한 물이나 차를 자주 마신다.
3. 비타민 C가 풍부한 과일을 챙겨 먹는다.

건강처방전　　　　　　　　#009

건강한 항문-
똥꼬를 위하여

박인근 전남 순천시에 있는 순천의료복지사회적협동조합 순천생협요양병원 원장이다. 충남대학교 의과대학 교수와 순천의료원 원장을 지냈다. 가족과 후손들이 사람답게 사는 것에 협동조합이 중요한 역할을 할 수 있다는 생각으로 함께하고 있다. '생태귀농학교 14기 졸업'을 애써 돋보이려 할 만큼 생명귀농에 관심이 많다..

진료의 본질은 '소통'이다. 아픔과 괴로움을 다루는 '진료'는 눈빛, 몸짓, 말, 그리고 글을 포함한 모든 유형의 소통으로 이뤄진다. 정성스레 준비한 소통의 도구는 작고 아름다운 감동을 주기도 한다.

순천의료복지사회적협동조합 의원에 수화공부를 하는 간호조무사가 있었다. 그분 웃는 모습이 하회탈을 닮았다. 가끔 청각장애를 가진 분께서 병원에 오시면 그분이 수화로 "안녕하세요?" 인사하거나 간단한 수화로 대화를 나눈다. 그러면 청각장애인 환자와 가족은 표정이 환해지기도 하고 진정으로 고맙다는 표현을 하기도 한다. 의사가 아픈 사람의 얘기를 하염없이 듣거나 고개를 끄덕이기만 하고 별다른 처치나 처방이 없었는데도 낯빛이 다 나은 듯 편안해지는 것을 종종 본다.

모진 세월을 견뎌 내어 얼굴에 그늘이 짙어지거나 주름이 깊어진 어르신들은 의사가 귀만 열어둔다면 엄청난 얘기를 쏟아내신다. 아주 작은 추임새라도 있다면 인생을 담은 대하소설이 완성되어 어르신 스스로의 삶을 되씹기도 하신다. 급기야는 환자와 의사의 입장이 바뀐. "그랴. 내 똥꼬가 이렇게 아팠는디 의사 선상 똥꼬는 워뗘?" "저도 똥꼬가 아파서 고생

좀 했었지요." 의사와 함께한 동병상련은 명약이다.

  나는 진료 현장에서 중요한 소통 도구인 의학 용어에 대한 불만이 있다. 순 우리말이 업신여김을 받기 때문이다. 그 가운데 으뜸은 '똥', '오줌', '똥꼬'일 것이다. 우리말 대신, 대변, 소변, 항문이라는 한자어가 공식 의학용어 대접을 받는다.

  의사를 찾을 정도로 똥꼬가 불편한 분들은 부끄럽더라도 의사에게 스스로 겪은 괴로움에 대해 많은 얘기를 하고 싶어 한다. '피똥, 물똥, 된똥, 염소똥, 끈적똥'처럼 쉽게 알아들을 수 있는 말들로 괴로움을 표현하면 의사들은 십중팔구 혈변, 설사, 변비, 점성변이라고 바꿔 기록할 것이다. 말이 바뀌면 뜻도 바뀔 수밖에 없다. 그것 말고도 한자어나 영어로 된 의학용어로 쉽사리 바꿀 수 없는 '똥'과 '똥꼬'는 수없이 많다.

  우리나라에 현대의학이 도입될 초기 의사들은 영어로 된 의학용어를 익혀야만 앞선 의학지식을 들여올 수 있었다. 이제는 서양에서 들여온 의학, 의술을 우리나라에 맞게 소화할 수 있는 능력이 갖춰졌다. 의료계에서도 영어로 되거나 어려운 일본산 한자식 의학용어를 우리말로 바꾸는 일을 꾸준히 펼치고 있어 다행이다.

30년 넘게 '똥과 똥꼬'를 진료하다 보니 외과학 교과서에서 금과옥조처럼 받드는 치료법이 뭔가 아쉽거나 잘못됐음을 느낄 때가 있다. 그런 아쉬움이나 잘못됨에 대한 해결책은 놀랍게도 아픈 분들과 나눈 이야기 속에서 찾을 수 있었다.

항문질환에서 가장 흔한 '치핵(치질)'은 원래 혈관질환이다. 똥 누려고 오랫동안 앉아 힘주거나, 똥꼬를 반짝반짝 닦으려고 심한 자극을 주거나, 술을 지나치게 많이 마시면 항문의 모세혈관다발이 충혈돼 변성되고 염증반응이 진행되며 치핵을 일으킨다. 외과학 교과서에서는 치핵에 대한 비수술 치료로 좌욕을 강조한다. 그러나 내가 겪은 진료현장에서 좌욕의 효과는 그다지 만족스럽지 못했다. 대신 치핵 발병의 원인에 대한 근본 해결책을 환자들과 함께 고민하며 예방이나 치료에 도움될 만한 몇 가지 방법을 만들고 다듬게 되었다.

우리나라 수술 건수에서 항문수술이 지나치게 많다는 통계 결과가 있다. 피할 수 있는 수술은 피하는 것이 상책이다. 수술 않고도 몸과 마음이 편하다면, '똥꼬'가 안녕하시다면, 그 수술은 당연히 필요 없는 것이다. 항문 수술이 꼭 필요한 경우도 많긴 하지만 그 상태까지 병이 커지지 않도록, 항문을 건강하게 유지할 수 있는 방법을 세 가지로 정리해 알려드리겠다. 물론 '똥꼬'가 아프고 괴로운 분들과 이야기 나누며 배운 것들을 갈무리하고 익힌 열매이다. 이 방법만 정확하게 실천하고 유지한다면 항문 때문에 고생할 일이 없을 것이다.

생활처방전

항문을 건강하게 유지하기 위한 방법
1. 똥 누는 시간을 짧게 한다. 2분 안에 모든 것을 끝내야 한다. 배변생리상 변의를 느껴서 변기에 앉으면 대부분 10초 안에 첫 똥이 나오고 30초 안에 두 번째 똥이 나온다고 한다. 뒤처리까지 2분이면 충분하다. 설령 똥이 남아 다시 화장실을 찾더라도 빨리 일을 끝내야만 똥꼬의 모세혈관다발에 울혈이 생겨 염증이 시작되는 것을 막을 수 있다.
2. 똥은 앉아 누더라도 모든 뒤처리는 '머리는 최대한 낮추고 엉덩이는 최대한 올린 자세'로 하기 바란다. 이렇게 하면 똥꼬의 모세혈관다발에 집중된 압력을 낮춰 울혈로부터 시작되는 염증반응을 미리 막을 수 있다.
3. 뒤처리가 끝난 뒤 엉덩이를 높인 채로 치핵이나 늘어진 살처럼 항문에 튀어 나온 것이 있다면 밀어 넣고 항문을 겉에서 지긋이 부드럽게 10초 정도만 눌러준다. 좌욕이나 비데 처리를 원하면 항문에 튀어 나온 것을 먼저 밀어 넣고 좌욕이나 비데처리 뒤 항문 누르기를 하면 된다.
4. 지나친 음주는 항문질환을 일으키거나 악화시키는 직접 원인이 된다. 알코올은 혈관의 투과성을 변형시켜 여러 가지 손상에 취약하게 만든다. 알코올 자체가 염증유발인자이기 때문에 모세혈관다발에 직접 염증을 일으키기도 한다.

건강처방전 #010

입속 건강,
임신과 출산에도 놓치지 마세요

박인필 서울시 은평구에 있는 살림의료복지사회적협동조합 살림치과 의사이다. 조합원들과 함께 치과개원을 준비하며 협동으로 성장하는 스스로와 이웃을 만났다. 살림치과는 2016년 8월 개원했다.

"니가 내 뱃속에 있을 때, 니 뼈 만들 칼슘이 모자라가지고 내 이빨에서 빼갔다 아이가~ 엄마 이빨이 건강했는데 이래 딱 하나가 썩었다."

내 어머니께서는 이렇게 말씀하곤 하셨다. 복중태아의 뼈를 만들기 위해 어머니 치아 속 칼슘이 빠져나갔고, 그래서 이가 상했으니 책임지라는 말일 것이다. 그 치아는 이런 저런 치료를 받다 몇 년 전, 내 손으로 발치했다. 지나고 보니 이 말은 반은 맞고 반은 틀린 말이었다.

임신 기간 동안 충치(치아우식증) 위험도가 조금 높아지는 것은 맞다. 입덧으로 인한 구토증상이 입 속 산도를 높이기 때문이다. 그러나 치아는 혈액을 통한 칼슘이온의 교환이 일어날 수 없는 조직이다. 이른바 치아에서 분해된 칼슘이 자신의 뼈나 태아로 가는 것은 불가능한 일이다. 그러니 어머니 말은 틀린 셈이다. 아니, 자신이 이를 잘 못 닦아서 생긴 충치를 자식 책임으로 돌리다니!

그런데 지금 소개할 환자를 만난 뒤로는 '어머니 말씀이 맞았구나!' 하고 생각하게 되었다. 첫 아이를 임신한 환자가 충치로 인한 통증으로 치과에 내원했다. 심한 상태여서 치료를 권했지만, 혹시라도 태아에게 해가 가지 않을까 많이 걱정했다. 출산 뒤에 제대로 치료 받겠다 약속하고 임시치료만 받고 돌아갔다. 그런데 둘째까지 출산한 뒤에야, 발치를 해야 될 정도로 악화된 상태가 되어 다시 찾아왔다. 치아가 계속해 통증 신호를 보냈을 텐데, 육아와 연이은 임신으로 자신의 몸을 돌볼 여유가 없었을 상황을 쉽게 예상할 수 있어 더욱 안타까웠다. 치통보다 힘들었을 그 시간들… 출산 뒤 거울을 보며 꼼꼼히 이를 닦고, 치료 혹은 관리를 받겠다고 치과에 가는 일은 참으로 힘든 일이다. 그래서 이 시기에 치아 관리를 놓치는 분들이 종종 있다.

임신 중에는 사실 충치보다 잇몸 염증이 문제가 되는 경우가 더 많다. 임신으로 인한 호르몬의 변화는 '임신성 치은염'이라는 잇몸 염증을 일으킬 수 있다. 염증이 생기면 잇몸이 붓고, 붉게 변하거나 잇솔질 할 때 피가 나기도 한다. 때로는 앞니 사이 잇몸이 산딸기 모양으로 붓기도 한다. 잇몸에 일어나는 이런 변화들의 직접 원인은 프라그(plaque)이다. 프라그는 평소에도 잇몸병을 일으키는 원인이지만, 호르몬이 이 과정을 더욱 촉진시키는 것이다. 따라서 프라그를 적절히 관리한다면, 다시 말해 잇솔질을 철저히 하면 예방할 수 있다. 그러나 현실은, 입덧하는 동안은 구역질이 심해져 입안으로 칫솔을 넣기도 싫을 때가 많다. 잇몸이 아프면 더더욱 칫솔을 갖다 대기가 어려워진다. 그렇지만 잇솔질이 프라그를 관리하는 가장 확실하고 쉬운 방법이다. 입속 건강은 잇솔질이 시작이고 끝이다.

임신을 계획하고 있다면, 꼭 치과에 들러서 검진을 받아야 한다. 그래서 병적인 곳이 발견되면 미리 치료를 받고, 관리방법을 제대로 배울 것을 권한다. 임신 중에 치아나 잇몸이 아프거나, 임신 전 치과 검진을 놓쳤다면 임신 중기(2기)에 치과를 내원하면 된다. 잇몸 염증 치료를 위한 스케일링도 임신 중기에 할 수 있다. 치과에서 하는 국소마취는 임신이나 수유에 큰 영향이 없다. 치과 방사선촬영은 납이 들어간 앞치마를 착용하면 안전한 것으로 되어 있지만, 응급상황이 아닐 때는 가능한 피하고 있다. 방사선 사진이 없는 치과치료는 완벽할 수 없다. 따라서 치료를 임시로 생각하고 출산 뒤 방사선 촬영을 통해 다시 확인하게 된다.

자기 자신을 잊어버리기 쉬운 시기, 그래서 조심스럽지만 임신 기간에도 프라그 관리를 잊지 마시길 바란다. 치과치료는 묵힐수록 더 많은 시간과 돈이 들어가고 성공률(치료 뒤 치아의 수명) 또한 떨어진다는 점을 고려해서 힘들더라도 꼭 치과를 방문하길 권한다.

생활처방전

1. 하루에 한 번, 마지막 잇솔질만큼은 나를 사랑하는 마음으로 모든 치아를 꼼꼼히 닦는다.
2. 모든 치아의 바깥 면, 안쪽 면, 씹는 면을 5번 이상 닦고, 치아 사이사이는 치실이나 치간 칫솔로 마무리해 준다.
3. 한 곳이라도 놓치지 않기 위해, 어디를 닦고 있는지 생각하고 관찰하면서 닦는다.

건강처방전 #011

싱겁게 아니 짭짤하게!

정홍상 경기도 안양에 있는 행복한마을의료복지사회적협동조합 행복한마을한의원 한의사이다. 경기도 안양, 군포. 의왕. 과천 지역 시민들과 함께 행복한마을 의료사회적협동조합을 처음 만들 때부터 참여했다. 지역공동체, 자가 치료에 관심이 있고 시골에서 치유공동체를 꾸리는 것이 꿈이다.

몇 년 전부터 한의원에 오는 분들에게 '생활처방전'을 발행한다. 정감 있게 손으로 쓰려고 하고 있다. 요즘 온 환자 가운데 무기력, 우울, 불면으로 신경정신과 약을 복용 중인 50대 초반 여성을 예로 들면, 먼저 몸 상태가 어떤지 알려드리면서 한의학 용어를 적극 쓸 예정이다. 처음엔 낯설더라도 자주 듣다 보면 가랑비에 옷 젖듯 익숙해지리라고 본다. 이분에게는 '간고(肝枯)'라고 쓸 것이다. 이는 간혈(肝血)이 말라붙어 혈액 순환이 잘 안 되는 경우이다. 주의할 점은 "카페인은 좋지 않습니다. 커피는 끊으셔야겠어요." 권장사항은 "너무 싱겁지 않게 짭짤하게 드세요." 이런 식이다.

과거에도 생활처방을 말로 전하려고 애를 썼다. 요즘은 권장사항으로 "짭짤하게 드세요." 하면 다들 놀란다. "필요하면 짭짤한 반찬만이 아니고 소금도 드세요." 하면 눈을 크게 뜨고 입을 벌린다. 싱겁게 먹어야 한다는 것이 당연한 상식처럼 두루 쓰이고 있으니까 이해할 수 있는 반응이다. 물론 정제염이 아니고 천일염을 먹어야 한다. 꼭 비싼 죽염이 아니어도 상관없다.

4월 초에 카톡이 왔다. 세 살 먹은 큰 아들 때문에 자주 오는 분이다. 태어난 지 며칠 안 된 둘째 아들이 얼굴부터 다리, 배와 피부 쪽으로 번지면서 빨갛게 올라온다는 내용을 사진과 함께 보내왔다. "점점 심해지고 있나요? 태열이 아닐까 싶은데… 태독을 없애는 약을 좀 먹이는 것이 좋겠습니다. 산모는 충분한 소금과 물을 섭취하세요." 이렇게 답장을 보냈다. 다음 날 한의원에 왔는데, 소금물을 먹은 뒤 아주 조금 가라앉는 느낌이라고 한다. 물론 저절로 좋아졌을 수도 있지만 나는 소금물 영향이라고 믿는다. 왜냐하면 여러 가지 사례가 있기 때문이다.

  소금, 정말 중요하다. 그렇다고 소금을 많이 먹을수록 좋다고 말하는 것은 아니다. 세상일 뭐든지 균형과 조화가 필요하다. 지나치면 모자람만 못하다고 소금도 예외가 아니다. 자기에게 맞는 적절한 양을 찾아야 한다. 요즘 싱겁게 먹을 것을 강조하다 보니 염분이 부족한 사람이 많다. 염분 부족으로 많은 질환이 생기고 있다. 물론 염분만이 아니다. 염분이 부족하므로 물도 따라서 부족해 탈수 상태인 사람이 굉장히 많다.

  사실 건강문제는 이성으로 판단하기도 해야 하지만 때로는 본능과 느낌을 중요하게 생각할 필요도 있다. 아이들을 보면 소금을 좋아한다. 어른들이 싱겁게 먹어야 한다는 상식 때문에 막지 않는다면 잘 먹는다. 그것이 본능이다. 수의사에 따르면 동물들은 본능에 따라 때로는 수천 리를 소금을 찾아 떠난다고 한다. 집 고양이도 염분이 부족하면 소금기를 찾아 변기를 핥거나 싱크대를 뒤진다고 한다.

동의보감에서도 '소금'을 검색하면 300군데가 넘을 정도로 자주 나온다. 환을 소금물로 먹거나, 약재를 소금물에 축여 볶거나 하는 경우이다. 이나 잇몸 질환에는 소금가루로 이를 문지르라거나 소금물로 양치하라고 나온다. 물론 고혈압이나 심장이나 신장에 문제가 있다면 신중하게 접근해야 한다.

이렇게 말하는 데는 내 경험도 한몫했다. 소금물을 마시고 따로 소금 알갱이를 먹으면서 소화력이 훨씬 좋아졌고 피부건조도 많이 완화되었으며 비듬은 거의 없어졌다. 또한 이도 많이 튼튼해진 느낌이다.

소금 예처럼 상식과 반대되는 경우에는 많은 설명이 필요할 때가 있다. 따로 교육이 절실하다. 어쨌든 환자들에게 '어떤' 생활처방을 내릴지가 중요하다. 저마다 어떤 방법이 적절한지 신중하게 생각해야 한다. 진료에 빠져 있다 보면 생활처방을 잊을 때가 가끔 있다. 의사는 도움을 주는 사람이고 주체는 환자임을 마음 깊이 새겨야겠다.

생활처방전

1. 염분을 적절하게 섭취하자.
2. 고운 소금으로 양치하자.
3. 병이 왔을 때 물 또는 염분 부족이 아닌지 살펴보자.

건강처방전 #012

귀찮고 난감해도 채식!

강대곤 경기도 안성에 있는 안성의료복지사회적협동조합 새안성의원 의사이다. 어른 아이 허물없이 이웃 같은 안성마을 주치의로 사람들 곁에서 평화롭게 나이 들어가는 기쁨을 맛보며 살고 있다.

의사가 건강에 대해 더 많이 알 것이라는 생각은 거의 사실일 것이다. 의과대학 시절 죽어라고 외웠던 수많은 지식과 수시로 학회에서 주워들은 여러 가지 말들이 다 건강과 관련된 내용이라고 해도 틀린 말은 아닐 테니까. 그렇다고 의사가 더 건강하게 사는가? 내 주변의 많은 의사들만 봐도 꼭 그렇지는 않은 것 같다.

내가 잘 알고 있는 어떤 의사는 자칭 지방간에 관한 대가라고 하는데, 그 자신의 복부 비만과 음주로 높아진 간기능 수치에 대해 아무런 대책도 세우지 않고 있는 것으로 보인다. 지방간의 병리학을 전혀 알 리 없는 부모와 아내가 오래 살려면 운동 좀 하고, 술 좀 그만 마시라고 귀에 딱지가 앉도록 잔소리를 하고 있는 실정이다. 의사이니 '다함께 살리는 건강처방전'을 쓰라는 주문을 받고 한참을 망설일 수밖에 없었다. 누구나 다 아는 처방전인데, 실천이 문제 아닌가? 그래서 우선 내가 실천하고 있는 사항을 이야기하고자 한다.

채식이다. 내가 채식을 하게 된 것은 8년 전쯤이다. 시작하게 된 동기를 묻는 사람들이 많은데 기억이 가물가물하다. 언젠가부터 육식을 하는 것이 마음이 불편했다고 대답해 버리고 말지만, 그랬던 것 같기도 하고 아닌 것 같기도 하다. 병이 있어서, 건강해지려고, 오래 살고 싶어서라는 일말의 건강 의학 문제가 아니었던 것은 확실하다. 별로 알리지 않고 혼자 채식을 하게 되었는데, 밥을 같이 먹는 주변 사람들도 이제는 다 알게 되었다. 요즘에는 건강 교육에서 채식에 대한 이야기를 많이 풀어내고 있다. 건강 교육이라는 것이 고혈압의 예방과 당뇨병 관리, 암 예방법, 비만, 이런 내용들이다. 우리나라 사람 사망원인 1위는 암이요, 2위는 뇌혈관 질환, 3위는 심장 질환인데, 뇌혈관 질환과 심장 질환은 고혈압과 관계있는 문제다. 어떻게 예방할까를 이야기하다 보면 채식 이야기를 자연스럽게 하게 된다.

"혈압을 낮추려면, 혈당을 조절하려면, 심장병과 중풍에 걸리지 않으려면, 암을 예방하려면 현미밥에 채식을 하세요." "혈압을 얼마나 낮추는가? 연구에 따르면 채식을 통해 혈압이 5~10밀리미터 에이치지(mmHg) 정도 낮춰진다고 합니다. 혈압약 하나 줄일 수 있는 정도라고 할 수 있지요!"

지난 번 어느 마을에서 하는 고지혈증 교육에서도 현미 채식 이야기를 했다. 채식을 해야 하고 채소도 골고루 드셔야 한다고 했더니 반응이 별로다. 골고루 채소를 먹으려면 손이 많이 간다는 것이다. 더군다나 교육 나간 곳이 농촌 마을이었음에도 그 채소를 구하려면 자주 장을 봐야 하는데 어렵다고 한다. "텃밭에 여러 가지 채소를 기르지 않나요?" 했더니, 아니란다. 그 동네는 논농사 아니면 축산이라 골고루 채소를 키우려면 참 귀찮은 일이라고 하셨다. 난감한 일이다.

현미 채식을 권유하면 많은 분들의 반응은 좋은 편이 아니다. 우선 수많은 맛있는 것들을 놔두고 어떻게 그렇게만 먹고 사느냐고. 그 다음, 채소 반찬은 참 손이 많이 가서 힘들다고 한다. 다행인 것은 하도 많이 이야기를 하고 다녀서 채식 좋은 줄은 다들 알고 계시다. 어려운 가운데에도 많은 가정에서 현미밥과 채소 반찬을 올리는 노력들을 하고 있는 것 같다. 실천이 어려운 것은 패스트푸드와 달달한 급식에 길들여진 아이들과 건강 문제를 우습게 보는 고집불통 어른들이다.

집에서 정성껏 채소 반찬을 해서 먹이는 우리 아들은 반찬 투정을 하던 끝에, 아빠에게 의혹의 눈초리를 보내며 묻는다. "아빠! 밖에서 우리 몰래 고기 먹고 그러는 거 아냐?" 그 아이에게 고기가 참을 수 없는 유혹인데, 평소에 의지력이 강해 보이지 않는 아빠가 어떻게 그걸 견디는지 궁금한가 보다. 사실 이제는 고기 먹고 싶은 생각이 별로 들지 않는다. 그리고 하도 채식 이야기를 하고 다녀서 의사로서 신뢰가 걸려 있는 문제가 되어 버렸다.

생활처방전

고혈압과 당뇨병, 암을 예방하는 식사 처방전

1. 밥은 현미와 백미 반반으로 시작해서 익숙해지면 차츰 완전 현미밥으로 먹고 천천히 꼭꼭 씹어 먹을 것.
2. 반찬은 잎채소와 덩어리채소, 여러 가지 색깔 채소를 신선한 것으로 고루 준비하고, 생으로 만든 것과 익혀서 만든 반찬을 반반씩.
3. 흰 밀가루로 만든 빵, 과자, 국수 등 정제된 탄수화물은 되도록 피할 것.
4. 음식을 만들 때 설탕은 넣지 말 것. 단맛을 내고 싶다면 올리고당을 사용할 것..
5. 믹스커피는 피하고, 커피만 타거나 내린 원두커피를 마실 것.

건강처방전 #013

누구에게나
좋은 음식은 없다

김현경 경기도 성남시에 있는 성남의료생협 우리한의원 한의사이다. 음식을 이용한 건강관리와 치료법을 연구하며 학교와 일반 대중들을 위한 음식치료 강의에 힘쓰고 있다.

내 전공은 '음식치료'다. 내 전공이 음식치료라는 이야기를 듣거나 혹은 음식 관련 강의에 나갈 때면 사람들은 내게 기대에 찬 눈빛으로 이렇게 묻는다. "어떤 음식이 약이 되는 음식일까요?" 그럴 때 그들의 얼굴에는 내가 그들이 잘 모르는 신비한 풀이나 만병을 다스릴 만한 특별한 음식 이야기를 해주기를 기대하는 빛이 역력하다. 하지만 내 대답은 언제나 이렇다.

"규칙에 따라 식사하세요. 소식하세요. 늦은 밤에 드시지 마세요. 우리 식단은 고기나 인스턴트가 많으니 제철 채소류를 많이 드세요."

이런 말들을 하면 사람들 얼굴에는 실망하는 빛이 역력하다. '그걸 누가 모르나' 하는 표정이다. 교과서를 중심으로 충실히 공부하라는 말처럼 너무 뻔하고 시시한 말이다. 하지만 아쉽게도 이것이 가장 정확한 답이다. 그리고 항상 덧붙이는 말이 있다.

"만약 당신이 건강하다면 지금 식단을 유지하세요. 그렇지 않고 질병이나 건강에 불편함을 느낀다면, 지금 먹고 있는 음식 가운데 제일 많이 먹는 음식을 빼고 제일 싫어하는 음식을 드세요."

건강에 있어 음식은 가장 중요한 역할을 한다. 우리 속담에 아무리 잘난 척 해봐도 '먹어야 양반'이란 말이 있고, 중국에도 '병은 입을 따라 들어온다'는 말이 있다. 또 누군가는 '음식이 곧 당신'이라고 말하기도 했고, '당신이 먹는 음식을 말하면 내가 당신에 대해 맞출 수 있다'며 호언장담한 미식가도 있다. 이렇듯 음식은 매우 중요한 삶의 요소이다.

'음식치료'를 연구하는 내 입장에서 보면 음식은 날마다 먹는 약초이다. 한의학에서 인간은 소우주로, 우주의 화평하고 균형 잡힌 기운을 얻은 존재로 생각한다. 사람 몸속 이러한 균형상태가 잘 어우러져 있는 경우가 건강한 것이고, 이 균형상태가 깨어진 것이 질병이다.

우리가 먹는 대부분 음식과 약재 재료들은 우주의 편중된 기운을 가지고 있다. 편중된 기운을 가지고 기울어진 추의 균형을 맞추는 것이 한의학에서 말하는 질병치료다. 내 몸이 열이 많아 문제라면 성질이 찬 음식은 내게 보약이다. 하지만 내가 찬 사람이라면 같은 음식은 내게 커다란 해를 미치는 독약일 수 있다. 그러므로 누구에게나 좋은 음식이나 약재는 있을 수 없다. 어느 사람에게 좋은 보약일수록 기운의 편중성이 강하므로 누군가에게는 독약이 될 수도 있다.

실제 예를 들어 보자. 모 방송국 인터뷰 내용이다. 한 분은 댓잎으로 고혈압을 고쳤고 다른 한분은 안동식혜로 고쳤다. 내 대답은 "그러실 수 있겠네요. 댓잎을 드신 분은 열이 많고 입에 입병도 잘생기고 얼굴도 붉게 생기시고 성격도 좀 급한 편이시겠어요. 식혜를 드신 분은 소화기가 약하고 잘 체하시고 마른 체형에 몸이 약간 차면서 혈액순환이 잘 안 되시겠어요."였다. 인터뷰 하던 사람이 어떻게 아셨냐며 깜짝 놀란다. 당연하다. 댓잎은 성질이 차고 열을 내리는 효과가 큰 재료다. 이걸 먹고 효과가 좋았다면 열이 많은 분일 것이다. 안동식혜의 가장 큰 효능은 소화를 원활하게 하고 체한 기운을 잘 돌려주는 것이다. 하지만 두 분이 이 음식을 바꿔 먹는다면 고혈압의 치료 효과를 기대하지 못하는 것은 물론 다른 부분에 문제가 생길 수도 있다.

그렇다고 일상에서 음식을 먹는 것에 대해 큰 걱정을 할 필요는 없다. 우리 선조들은 만만치 않은 내공을 지닌 분들이다. 편중성이 강하거나 독성이 있는 재료들은 한약재로 썼고, 편중성이 약하고 부드러운 성질을 가진 것은 음식으로 쓰는 경우가 많다. 또한 여러 재료들 사이 조화는 편중성을 중화시킨다. 예를 들어 김치를 할 때 고춧가루나 생강을 넣어 배추의 찬 성미를 중화시키거나 성질이 찬 돼지고기를 삶을 때 생강이나 계피 같이 열기가 강한 식재료를 넣는 것이다.

하지만 지금 당신의 몸이 건강하지 않다면, 온갖 성인병과 비만에 시달리고 있다면, 알 수 없는 질병이 끊이지 않고 당신을 괴롭히고 있다면, 당신은 스스로 몸에 맞지 않는 뭔가를 잘못 먹고 있는 것일 수 있다. 우선 본인 식단을 살펴봐야 한다. 제일 좋아하는 음식을 5가지 정도 나열하고 제일 싫어하는 음식도 5가지 적어본다. 그런 다음 떨치지 못하는 나의 오랜 병증을 나열해보자. 가장 쉽게 바뀔 수 있는 질환이 비만이다. 비만 환자들 대부분은 살이 찌는 기름지고 단 음식을 좋아하고, 노폐물 배출에 좋은 채소류나 현미류를 싫어한다.

이제 행동으로 옮길 차례이다. 당신이 제일 싫어하는 음식 5가지를 번갈아 식탁에 올리고 좋아하는 음식은 끊는다. 한두 달이 지나면 살이 빠지는 것이 느껴질 것이다. 살이 빠지면 잇달아 혈압이나 당뇨, 고지혈증, 무릎 관절에도 좋은 영향을 준다. 몸이 가벼워지니 움직임도 편하다. 교과서를 중심으로 충실히 공부하는 우등생이 된 것이다. 물론 이것이 쉽지는 않다. 식단을 바꾸고 생활을 건강하게 만드는 것! 결코 쉬운 일은 아니다. 하지만 기본에 충실한 것이 건강을 지켜주는 척도가 될 것이다. 건강한 삶에는 요행수도 신비한 명약도 있을 수 없다.

생활처방전

1. 스트레스가 많은 현대인의 감기에 좋은 자소엽차
   자소엽은 성질이 따뜻하고 매운 맛이 있어서 울체된 기운을 잘 풀어주고 가볍게 땀을 내게 하는 작용을 한다. 예로부터 왕실에서도 가벼운 감기 기운이 있을 때 자소엽만 넣고 끓여 차처럼 마시거나 생강을 넣은 차 '소강다'를 만들어 먹기도 하였다.
2. 혜경궁 홍씨도 즐겨 찾던 기침감기에 좋은 차, 오과다
   호두 10알, 은행 15알, 대추, 생밤 각 7알, 생강 1덩어리를 달여서 먹는다. 꿀, 설탕을 첨가해서 먹어도 좋다. 오래된 기침, 노인, 어린이와 같은 허약자의 기침에 좋은 처방이다

건강처방전   #014

주마다 작심삼일하면

박준희 경기도 안성에 있는 안성의료복지사회적협동조합 서안성의원 의사이다. 집에서는 세 아이들과 함께 뒹굴고 있다. 벌여놓은 많은 일을 빨리 정리하고 여유 있는 시간을 꿈꾼다.

새해가 되면 여러 가지 계획을 세우게 된다. 사업계획, 가정 재정계획, 놀러 갈 계획까지. 그런데 정작 건강관리 계획은 잘 세우지 않는다.

진료실에 한 환자가 나간 뒤 다음 환자가 들어오는데, 간혹 동명이인이 잘못 접수되기도 한다. 환자가 들어오면 기록표 나이를 확인하는데 가끔 뒤바뀌는 실수를 한다. 그런데 어떤 때는 분명 나이가 많아 보이는데 실제 연령은 10~20년 나이 들어 보이는 경우가 있어 놀라기도 한다. 어쩌다 저리 몸이 상했을까 싶다. 반대로 실제보다 10~20년 젊어 보이는 분들이 있는데, '건강관리를 얼마나 잘 하셨을까? 나도 저랬으면 좋겠다.'는 생각을 한다.

새해, 어떻게 건강관리를 하면 좋을까? 일단 굵직한 계획을 잡아본다. 준비물은 달력과 볼펜이다. 먼저 '건강검진' 받을 날짜를 잡는다. 보통 2년에 한 번 건강보험공단에서 검진이 제공되는데 올해는 홀수년도 출생자 차례이다. 직장인들은 1년에 한 번씩 받는다. 암 검진 가운데 대장암검진(분변잠혈검사)은 만 50세 넘은 분이 대상이고, 1년에 한 번 받아야 하지만 항목마다 조금씩 다르다. 지난해 검진 결과 이상소견이 있었거나 '주의', '정기검사' 소견이 있던 분들은 올해 대상이 아니어도 중간점검 받는 게 좋다. '정기 혈압측정', '정기 혈당검사' 판정이 나온 분들은 달마다 혈압이나 혈당을 검사하고, '이상지질혈증 관리' 판정이 나온 분은 혈액검사를 통해 변화 상태를 살펴보라. 위 내시경 결과 "몇 달(혹은 1년) 뒤에 재검 받으라."는 말을 들었을 텐데 바빠서 잊어버린다. 하지만 위험요소가 있어 한 말이니 무시하지 말고 달력에 재검 날짜를 표시하자. 아무리 늦어도 바쁘고 번잡한 12월 이전에 받는 게 좋다. 1월이 검진기관이 여유 있는 때라서 좋다. 공단에서 검진안내장을 받지 않았더라도 건강보험공단 누리방(www.hi.nhis.or.kr)이나 전화로 대상 여부를 알 수 있다.

치아 스케일링도 중요하다. 1년에 한 번은 보험이 되니 적은 비용으로 치아를 지킬 수 있다. 치아는 관리하는 만큼 돈 버는 것과 같다. 나중에 들어갈 임플란트 비용을 상상해보라. 아울러 중요한 것은 '스스로 건강달력'을 만드는 것이다. 건강 계획을 세우고 날마다 실천해보자. 탁상달력 한쪽에 실제 실천 가능한 건강 생활 목표를 적어놓는다. 날짜 칸마다 좌측 밑에 동그라미를 그려 넣고, 잠들기 전 점검해 실천했으면 표시

한다. 이렇게 일반 달력을 건강관리 달력으로 만들어 건강생활을 실천할 수 있다.

또한 '건강검진문진표'를 활용해 건강관리를 할 수 있다. 병원에서 쓰는 '검진문진표'를 보면 생활습관을 묻는 항목이 있는데, 한 주에 피운 담배, 마신 술, 운동량을 점검한다. 별것 아니라 생각할 수 있지만 검진과 건강관리에서 가장 중요한 항목이다. 이것을 1~2년에 한 번이 아니라 주마다 관리하면 이전보다 훨씬 건강관리를 잘 할 수 있다. 작심삼일이라고? 주마다 작심삼일하면 주 3회는 운동할 수 있다. 문진표는 보험공단 누리방(http://hi.nhis.or.kr)에서 내려받을 수 있다. 주마다 '건강 점검 요일'을 정해 문진표를 작성하고 건강생활을 새롭게 실천해보자.

생활처방전

1. 국민건강보험의 필수 건강검진은 꼭 챙긴다. 연말에 하지 말고 미리미리.
2. 해마다 치아 스케일링을 한다. 물론 칫솔질을 제대로 하는 것이 우선. 스케일링을 받으면서 올바른 칫솔질법도 공부한다.
3. 연초에 자세한 건강 실천 계획을 세운다. 이것을 주마다 점검한다.

둘

의 사 와 환 자 가 함 께 만 드 는 건 강

건강처방전　　　　　　　　#015

아플 때는 좀 쉬세요

김정수 2013년부터 2년 동안 안성의료복지사회적협동조합 안성농민의원에서 일했다. 현재는 경기도 화성시 공감직업환경의학센터 향남공감의원에서 일하는 직업환경의학 전문의이다. 일하는 사람들이 건강하고 안전하게 일할 수 있는 사회를 꿈꾼다.

진료실에서 고혈압, 당뇨 같은 만성질환자와 감기 환자 다음으로 흔히 볼 수 있는 분들이 '통증' 환자이다. 초등학생부터 할머니, 할아버지까지 나이도 천차만별이고, 머리부터 시작해서 발바닥까지 아픈 부위도 다양하다. 무거운 것을 들다가 허리를 삐끗해서, 멀쩡히 자고 일어났는데 그냥 아파서 같이 이유도 가지가지다.

진찰 과정에서 가장 중요한 질문은 "언제부터 아프셨어요?"이다. 대략 2~3개월을 기준으로 최근에 발생한 통증은 급성 통증, 오래된 통증을 만성 통증이라고 한다. 이 질문이 가장 중요한 이유는 급성이냐 만성이냐에 따라서 치료 방법이 상당히 달라지기 때문이다.

'급성 통증'은 대개 발목을 삐거나 허리를 삐끗한 것처럼 아픈 이유가 분명한 경우가 대부분이다. 이런 급성 통증의 치료법은 보통 'RICE'-휴식(Rest), 얼음찜질(Ice), 압박(Compression), 아픈 부위 위로 올리기(Elevation)-를 권한다. 병원에 가지 않고 집에서도 충분히 할 수 있을 뿐만 아니라 효과도 좋다. 이 치료법은 동서양을 막론하고 고대부터 전해 내려온 급성 통증에 대한 중요한 치료법이다. 심지어 동물들도 다쳤을 때 며칠 동안 움직이지 않고 가만히 있는 걸 보면 이 치료법 자체가 우리 몸이 스스로를 보호하기 위한 본능에서 나오는 행동이 아닐까 싶은 생각이 든다.

병원을 찾는 환자들 가운데 위 방법대로 치료를 했어도 통증이 심해 찾는 경우도 있지만 그렇게 할 수 없어서, 특히 제대로 휴식할 수 없거나 빨리 다시 일을 해야 해서 병원을 찾는 경우도 많다. 이럴 경우 통증이 좀 더 빨리 가라앉고 일을 좀 더 빨리 시작할 수는 있겠지만 그렇다고 치료가 빨리 되는 건 결코 아니다. 손상 부위를 차근차근 치유하는 것은 우리 몸이 스스로 하는 것이다. 병원 치료는 그 과정을 좀 견딜 만하게 돕는 것이다. 약을 먹고 좀 견딜 만하다고 다시 바로 활동을 하거나 일을 하면 제대로 된 치료를 방해해 나중에 통증이 재발하거나 만성 통증으로 발전할 수 있다.

아픈 기간이 3개월을 넘는 통증을 '만성 통증'이라고 한다. 만성 통증은 급성 통증과는 상당히 다르다. 최근 현대의학에서는 급성 통증은 여러 증상 가운데 하나지만 만성 통증은 그 자체로 하나의 질병이라고 얘기한다. 조금만 몸을 써도 아프고, 살짝만 눌러도 심하게 아프고, 심지어 건드리기만 해도 아프다. 쉬면 조금 좋아지기는 하지만 완전히 좋아지지는 않는다. 말 그대로 고질병, 골병이 되는 것이다. 환자들만 괴로운 것이 아니라 진료하는 의사도 괴롭다. 급성 통증처럼 약물치료와 물리치료를 해보지만 효과가 썩 좋지는 않다. 여러 주사치료를 포함해 수술하지 않는 치료도 해보고 심지어 비싼 자기공명영상(MRI) 촬영과 함께 수술까지 해보지만 좋아지지 않는 경우도 꽤 많다.

만성 통증은 우리 몸이 반란을 일으키는 것이라고 생각하면 이해하기 쉽다. 만성 통증의 근본 원인은 해당 신체 부위를 반복해서 사용한 탓이다. 우리가 특정 신체 부위를 감당할 수 있는 수준을 넘어서 사용하면 우리 몸은 여러 위험 신호를 보낸다. 통증은 대표 위험 신호 가운데 하나이다. 그 신호를 잘 느끼고 적절하게 조치하면 몸은 다시 원래대로 돌아간다. 그 조치란 대개 충분한 휴식을 말한다. 그런데 우리가 그 신호를 무시하고 계속 몸을 쓰면 위험 신호를 보내는 체계(우리 몸의 신경계통)가 망가져 시도 때도 없이 위험 신호를 보내게 되고 그게 바로 만성 통증이 되는 것이다.

정확한 통계를 가지고 있지는 않지만 진료실에 있다 보면 요즘 만성 통증 환자가 늘고 있다는 생각이 든다. 고령화 영향도 있겠지만 아파도 쉴 수 없는 사회 분위기 영향도 큰 것 같다. 최근 몇 년 사이 조금씩 좋아지고는 있지만 우리나라 사람들 노동시간은 여전히 세계 최고 수준이다. 일을 조금 덜 해야 지금보다 더 건강하게 살 수 있다. "아플 때는 좀 쉬세요." 내가 진료실에서 환자분들께 가장 많이 하는 말 가운데 하나다. 아직까지 허망한 줄 알면서도 포기할 수 없는 이유이다.

생활처방전

1. 냉찜질? 온찜질?

    진료실을 찾는 환자분들은 통증이 있을 때 냉찜질을 해야 하는지 온찜질을
    해야 하는지 가장 궁금해 한다. 통증과 함께 염증 반응이 나타난 경우, 발갛게
    달아오르거나 붓거나 열이 나는데 이럴 때는 냉찜질이 좋다.
    이런 증상이 없을 때는 온찜질이 좋다. 이를테면 발목을 삐었을 때, 하루 이틀
    정도는 냉찜질을 해주고 붓기가 가라앉으면 온찜질을 해주는 것이 좋다.
    만성 통증은 대부분 온찜질이 좋다.

2. 물리치료, 효과가 있나?

    물리치료를 자주 받는 환자분들 가운데 그때뿐이라며 불만을 호소하는 분들이
    종종 있다. 통증 환자들이 주로 처방 받는 물리치료의 핵심 원리는 '열'이다.
    통증을 느끼는 부위를 따뜻하게 해주면 통증이 줄어들 뿐만 아니라
    혈액 순환이 좋아져 염증도 완화시켜 준다. 특히 급성 통증에는 물리치료가
    효과가 확실하다. 다만, 오래된 만성 통증은 조직 손상이 뒤따르는 경우가 많아
    물리치료 효과도 제한을 받을 수 있다. 이런 경우 손상된 조직을
    회복시켜주는 근본 통증치료가 더욱 필요하다.

3. 소염진통제, 꼭 먹어야 하나?

    통증 환자들에게 주로 처방하는 약은 소염진통제인데 약을 꼭 먹어야 하는지
    궁금해 하는 분들이 종종 있다. 통증과 염증 반응이 심하지 않은 급성 통증은
    적절한 휴식, 찜질이나 물리치료만으로도 좋아질 수 있어 약을 꼭 먹지 않아도
    된다. 통증과 염증 반응이 심할 때는 그로 인해 일상생활의 불편함이
    심할 수 있어 약을 함께 복용하는 것이 좋다. 다만, 오래된 만성 통증은 약을
    지속해 복용한다 해도 손상된 조직을 회복시켜주는 것은 아니고, 지속해 먹으면
    위장장애가 생길 수 있으므로 주의가 필요하다.

건강처방전　　　　　　#016

우리 모두의
아름다운 마지막 순간

이경진 안산의료복지사회적협동조합 새안산의원 가정의학과 전문의이다. 한 사람의 건강은 몸과 마음, 가족과 일터를 아우르는 것임을 알게 되면서 협동조합병원에서 일하고 있다.

큰 관심을 모았던 독립영화 〈님아 그 강을 건너지 마오〉를 보고 왔다. 시간이 흘러도 여전히 서로에게 애틋한 노부부 사랑이 잔잔하게 전해지는 영화였다. 그리고 또 하나, 할아버지가 돌아가시면서 할머니와 가족들, 그리고 할아버지 자신이 그 과정을 같이 밟아가는 모습을 담담하게 그린 영화이기도 했다. 의사여서 그런지, 나는 여러 장면 가운데 할아버지가 평소보다 몸이 더 안 좋아져서 쓰러지셨을 때가 기억에 남는다.

할머니는 병원에서 "노환으로 특별히 더 치료할 것이 없으니 집에 편안히 모시라." 했다고 전했고, 큰아들은 이 말을 다른 가족들에게 전한다. 그리고 모든 가족들이 할아버지를 만나러 와서 그동안 하고 싶었던 말들을 나눈다. 이 영화를 통해 삶을 마무리하는 자연스러운 과정을 새삼스럽게 다시 바라보게 되었다. 어쩌면 우리는 실제로 이 자연스러운 과정을, 어색하고 잘 모르는 낯선 과정으로 생각해왔던 게 아닌가 싶다.

의사로 일한 지 여러 해가 지나고 있지만, 삶을 마무리 하는 과정을 환자들과 잠시라도 함께 하는 것은 나에게 아직도 낯설고 어려운 일이다. 예전에 레지던트로 큰 병원에서 일할 때는 더욱 그랬다. 대부분 응급실 심폐소생실이나 중환자실에서 그러한 순간을 함께했기 때문이다. 한 남자 분은 이미 오래전부터 본인과 가족, 의료진이 알고 있는 암 환자였는데, 마지막 순간이 가까이 올 때 중환자실에 있게 할 것인지 말 것인지 나는 고민했다. 중환자실에 가면 가족들과 떨어져서 혼자 시끄러운 기계음과 밤새 불을 환히 켜놓는 곳에 있어야 하는데, 지금 생각하면 내가 왜 그런 고민을 했을까 후회된다. 그때는 어떻게 삶의 마지막을 더 잘 맞을 수 있도록 도울 수 있을까가 아니라, 어떻게 하면 1분 1초를 더 숨 쉬도록 도울까를 생각했던 것 같다. 다행히 가족들은 잘 결정했고, 환자분은 가족들과 조용한 곳에서 함께할 수 있었다.

지금은 큰 병원이 아닌 동네 의원에서 일하고 있는데, 상황과 장소는 조금 다르지만 삶의 마지막 과정을 잠시라도 '내가 함께하고 있구나' 느낄 때가 여전히 있다. 미리 알고 있었던지 모르고 있었던지, 그것이 오래 되었던지 갑작스럽던지, 물론 정도 차이는 있다. 하지만 이런 상황에 대해 많이 당황해 하고 그 뒤에 남은 시간을 어떻게 보내야 할지 잘 몰라 어려워하는 환자나 가족들을 종종 만나면 나도 안타까운 마음이 든다.

의학 기술이 발달하면서 의학에 대한 기대가 많이 커졌고,

병원사가 대부분을 차지할 만큼 크게 늘었으며, 의사는 연명치료에 대해 처음부터 다시 생각해보려는 의지가 부족하고, 환자와 가족들은 죽음의 과정마저 의료진에게 맡기는 시대에 살고 있다. 어떤 책에서는 죽음이 '비일상화' 되고 있다고 말한다. 일상 속에 스며들어 자연스럽지 않고, 따로 동떨어져서 당황스러운 일이 되어 있다는 것이다.

  미국 어느 숲이 우거진 곳에는 요양병원도 있고 유치원도 있는데, 아이들이 유치원에 오갈 때마다 요양병원 앞을 지나가야 한다고 한다. 아이들과 할머니 할아버지들이 서로 손 흔들며 날마다 인사를 하는 것만으로도, 아이도 어르신도 저마다 인생의 시간을 자연스럽게 알게 될 것이다. 그런 경험을 일상에서 늘 마주한다면 죽음은 당황스럽고 어려운 일이 아닐 것이다. 우리가 살고 있는 마을에서도 그런 풍경을 그려 본다. 나와 가족과 이웃이 모두 자연스럽고 편안하게 마지막을 함께 할 수 있는 곳이 되는 꿈을.

생활처방전

1. 조용히 시간을 내어 '나'에 대해 생각해본다. 내가 좋아하는 것, 가치 있다고 생각하는 것….어디인지, 얼마큼 자고 얼마큼 쉬어야 하는지 자신을 잘 살피고 배려해야 한다.
2. 그러한 '나'를 주변의 소중한 사람들에게 자주 표현한다.
3. 진실한 '나'의 모습을 일상에서 가족, 친구들과 공유하면 죽음의 순간이 닥쳤을 때 조금은 더 의연해질 수 있다. 임종에 임박해 의학적 조치를 어떻게 할지 고민하는 것이 중요한 것이 아니다. 아름다운 마지막 순간을 그려가는 것은 지금, 일상의 시간 속에 이미 있다.

건강처방전 #017

어느 부부 환자의
반전 이야기

서정욱 안성의료복지사회적협동조합 안성농민한의원 한의사이다. 전문가의 정보 독점이 낳는 의료소외를 넘어서고자 의료협동조합 활동을 시작했다. 지금은 건강을 위해 최고는 휴식이라는 결론을 내리고 일주일에 24시간만 일하고 충전하면서 살고 있다.

60대 부부가 나란히 뇌경색 후유증으로 2년째 통원치료하고 있다. 아저씨가 먼저 뇌경색이 약하게 왔다가 나아지고 있었는데, 이번에는 아주머니가 뇌경색이 와서 입원했다. 돌봐 줄 사람이 없어 아저씨 뇌경색이 재발한 것이다. 오른쪽 팔다리가 마비되고 언어마비도 같이 와서 "아", "으" 정도 한 음절 감탄사만 나왔다. 팔은 어느 정도 회복해 숟가락질 정도는 할 수 있으나 다리는 걸음걸이가 많이 불편해 지팡이를 짚고 간신히 걸음을 옮겨 놓는 정도다. 아주머니는 왼팔이 마비가 심해 거의 못 움직이지만, 다리 상태는 아저씨보다 좋아 지팡이를 안 짚고도 웬만큼 걸을 수 있다.

부부는 치료를 포기하지 않고 꾸준히 한의원을 다니신다. 이미 시간이 많이 지난 터라 회복은 더디기만 하다. 이런 경우 치료에서 가장 중요한 것은 기능회복을 위한 꾸준한 운동과 일상적응 훈련이다. 부부가 호흡을 맞춰 같이 운동해야 하는데, 서로 자기 몸 가누기도 벅찬데다 두 사람 운동능력이 서로 다르니, 부창부수, 동병상련이지만 결국은 부부유별할 수밖에 없다.

아저씨의 걷는 속도는 아주머니 절반도 안 되니 따라가려면 너무 힘들고, 아주머니는 그런 아저씨를 데리고 다니며 자기도 운동을 해야 하니 속이 터진다. 급기야 아저씨가 운동을 거부하고, 아주머니는 투덜투덜. 아저씨가 씻지도 않고 옷도 안 갈아입고 날마다 바둑 텔레비전만 보고 있단다. 아저씨는 말이 없으니 오히려 싱글벙글 이건 뭐 잔소리를 해도 듣는 둥 마는 둥 대꾸가 없다.

도대체 이 부부는 젊어서 무슨 일이 있었을까? 앞으로 긴긴 세월 어떤 모습으로 살아갈까? 다행히도 요양보호사가 방문하여 이런저런 수발과 함께 병원 다니는 일을 도와주고는 있다. 하지만 아저씨의 게으름에는 속수무책. 이미 봄이 지나가고 여름이 오건만 한겨울 옷을 입고 땀을 뻘뻘 흘리면서도 씻지 않으니 노숙자 몰골을 하고 병원에 오곤 했다. 참다못해 요양보호사와 대화를 나눴으나, 고집 센 아저씨 앞에 자신도 어찌할 수가 없단다.

"환자가 신체기능이 떨어지고 판단력이 흐려져 잘못된 행동을 하더라도, 요양보호사가 나서서 바로잡아 주어야지, 대화가 안 된다고 이렇게 방치해두면 어쩝니까? 옷을 가볍게 입어야 혈액순환도 잘되고 기분도 상쾌해져서 운동할 생각이

나지 이렇게 지저분하게 하고 있으면 없던 병도 생기겠어요." 나름 강하게 이야기해 보았으나 여전히 아저씨는 노숙자, 요양보호사는 모르쇠, 아주머니는 소심한 복수 중.

　어느 날, 갑자기 반전이 일어났다. 아저씨가 말끔해진 얼굴에 반팔에 반바지를 차려 입고 나타나더니 뒤이어 아주머니가 재잘재잘 들어오신다. 아주머니가 큰맘 먹고 몇 년 동안 돌봐줬던 요양보호사를 바꾸었단다. 새로 온 요양보호사가 일단 옷을 갈아입히고 씻길 뿐만 아니라, 말이 안 되는 아저씨를 붙잡고 나름 대화를 시도해서 이것저것 묻고 답하니 아저씨 얼굴에 생기가 돈다. 손짓발짓 섞어가며 의사표현을 하려고 애쓰는 모습이 귀엽기까지 하다.

　어제는 한술 더 떠서 아주머니가 반짝이는 신발을 신고, 화장까지 하고 등장하셨다. 도대체 무슨 일이 있었냐고 물어보지만, 내가 언제는 안 그랬냐는 듯 아무 일도 없단다. 결국 사람의 운명을 바꾸는 건 아줌마구나! 이 부부에게 무슨 일이 일어난 건지는 모르겠으나, 앞으로 긴긴 세월 외롭지는 않으시겠다.

생활처방전

1. 중풍으로 언어 장애가 올 경우, '말하기' 능력뿐만 아니라 '듣기', '읽기', '이해력', '판단력' 같은 언어 능력 전반과 우울증 같은 감정 변화도 같이 온다.
2. 환자를 다그치는 것보다 주위 환경을 개선하고 분위기를 바꿔주는 작은 노력들이 더 효과 있다.
3. 햇빛과 환기, 유쾌한 웃음은 그 자체로 훌륭한 치료약이다. 환자와 치료자, 보호자 모두에게.

건강처방전　　　　　　　＃018

병 주고 약 주는
관계라는 것

김우상 안산의료복지사회적협동조합 새안산의원 의사이다. 레지던트 때 의료생협 광고포스터를 보고 관심을 가지게 되었다. 가정의학과 전문의를 취득한 뒤 의료생협에 참여하게 되었고 알아가고 있다.

"나는 지난 20여 년 동안 연구를 통해, 삶의 질, 질병, 온갖 원인의 조기사망에 사랑과 친밀감보다 더 큰 영향을 미치는 요소는 없다는 사실을 알게 되었다. 식이요법, 흡연, 운동, 스트레스, 유전, 약, 수술 같은 그 어떤 의학적 요소도 사랑과 친밀감보다 더 강력한 영향력을 갖고 있지 않다."

의사이자 과학자인 딘 오니시의 책 《사랑과 생존(Love and Survival)》의 한글 번역서 《관계의 연금술》 책표지에 실린 내용이다.

날마다 진료실에서 다양한 증상으로 찾아오는 많은 환자들을 만난다. 어떤 증상을 호소할 때면 항상 관련된 증상을 더 물어보고 진찰과 검사를 한 뒤 이런저런 진단명을 붙이고 그 진단명에 따라 치료를 하는 경우가 많다. 그러다가 잠깐 시간이 나면 진단명을 맞추기 위한 질문이 아닌 환자의 인간관계 관련 질문을 하곤 한다. 그때마다 질병이 생겨나는 더 깊은 원인에 인간관계에서 오는 스트레스가 자리하는 것을 자주 발견한다.

감기, 대상포진, 어지러움, 갖가지 통증, 불면, 우울증, 심지어 고혈압, 당뇨병 같이 육체와 정신에서 일어나는 거의 대부분의 질병에 인간관계에서 오는 스트레스가 관여하고 있다는 근거들이 많이 있다. 사랑과 친밀감이 없는 인간관계는 다양한 질병이 발생하고 지속되는 환경을 만드는 것이다.

중년 여자 환자분이 2주 넘게 온몸에 통증이 있어 병원을 찾아왔다. 통증 양상을 물어보고 관련된 인체 구조물을 꼼꼼히 진찰해 여기저기 주사를 놓은 뒤에 그 통증을 가라앉힐 수 있었는데, 환자 얼굴에서 무언가 느껴지는 바가 있어 몇 가지 질문을 드렸다.

의사 혹시 요즘 힘든 일 없으세요? 통증이 생기기 전에 무슨 안 좋은 일 없으셨어요?
환자 네… 사실 이렇게 심한 통증이 생기기 전날 어떤 일 때문에 아들과 많이 다퉜어요. 다음 날 아침 잠에서 깼는데 양쪽 팔과 다리에 심한 통증이 시작됐어요. 진통제를 먹었는데도 거의 2주가 다 되도록 좋아지는 기미가 없어요.
의사 어떤 이유에서 아들과 다퉜는지는 모르지만 그 일이 마음의 상처가 되었나 봅니다. 그런데 아들과 싸웠다고 이 정도로 심한 통증이 생긴 것은 조금 이해가 안 가네요. 혹시 남편분이나 부모님과 관계는 어떤가요?

환자 별로 좋지 않아요…. (환자는 부모님 그리고 남편과의 관계에 대해 많은 말씀을 했다.)

의사 부모님 그리고 남편과 사이가 별로 좋지 않아 마음 둘 곳이 없어 하나 있는 아들을 의지하며 살았겠네요. 그런데 그 아들과 다퉈서 마음이 많이 힘드신가 봅니다.

환자 흑흑흑….

이 환자분은 부모님 그리고 남편과 관계에서 느끼지 못했던 사랑과 친밀감의 감정을 아들과 관계를 통해 겨우 채우고 있었다. 하지만 그것이 단절되자 스트레스가 증폭되었고 그 스트레스가 통증으로 발현된 것 같다.

진료실에서 통증뿐만 아니라 다양한 질병의 밑바닥에 인간관계의 문제가 깔려 있음을 확인할 때마다 '인간은 단순히 육체만 있는 동물이 아니라 정신이 중요한 영적인 동물이다.'라는 사실을 확실히 깨닫게 된다.

생활처방전

1. 아침과 저녁마다 가족끼리 포옹하면서 "사랑해요!"라고 말하기.
2. 직장에서 같이 일하는 동료에게 일과 전에, "오늘 하루 함께 즐겁게 일해요." 일과 마치고 나서는 "오늘 수고 많이 했어요." 라고 말하기.

건강처방전 #019

의사와 환자의 삶이
온전히 만나는 공간, 진료실

이준구 부천의료복지사회적협동조합에서 건강실천단과 생활건강자립을 연구하는 의사이다. 건강실천단은 의료사협의 대표 조합원 건강증진프로그램으로 몸살림, 마음살림, 관계살림, 마을살림이라는 주제로 6~8주 동안 배움과 일상에서 함께하는 실천하는 협동프로그램이다.

진료실에서 만나는 사람들은 가벼운 감기이거나 당뇨병, 고혈압 같은 만성질환이 있거나 상관없이 의원을 방문하는 것을 되도록 피하고 싶어 한다. 그래서 미루고 미뤄 그 안에 문제가 해결되기를 기대한다. 바쁜 삶에서 질병 때문에 잠시 궤도에서 떨어지거나 덜컥 심각한 병으로 어쩔 수 없이 쉬게 되면 '시간이 돈'이라는 도시의 무한 경쟁에서 실패한 것으로 받아들이는 문화가 퍼져있다.

그 때문에 의료기관을 찾는 환자들도 패스트푸드점을 이용하듯 짧은 시간에 해결하고 일상으로 돌아가려고 한다. 몸이 보내는 아픈 신호에 대한 확실한 진단이 없는 환자들에게 의사와 만남은 다소 긴장될 것이다. 의사의 입에서 "괜찮습니다. 조금 지나면 나아질 것입니다."라는 말이 나올 때까지는 불안과 걱정이 있다.

일상의 진료실에선 환자의 기대와 다르게 만날 수 있는 의사의 진료반응으로 인해 미묘한 긴장이 생겨난다. 이러한 긴장과 불편감은 의사와 환자가 서 있는 위치에서 오랫동안 길들여져온 대화 방식의 차이에 의해 커지기도 한다.

의사들은 문제 해결 중심에 초점을 가지고 환자의 말을 빠르게 파악해 핵심 증상이나 질병이 무엇일까 알아내려 한다. 검사를 할 것인가, 아니면 지켜볼 것인가를 컴퓨터 씨피유(CPU)처럼 빠르게 돌려본다. 그래서 가끔 환자의 말이 엉키거나 자신의 증상이나 문제를 이야기하지 못하고 중언부언할 때는 환자의 말을 자르기도 한다.

이에 반해 환자들은 자신이 겪은 불편함과 고통에 온 정신을 쏟아 넣고 있어 원인을 찾기보다는 불편감과 통증에 대해서 의사에게 충분히 전달하고 싶고 의사가 공감해 주기를 바라는 마음이 앞서게 된다. 그래서 준비되지 않은 상태로 진료실에 들어서게 되는 것이다.

"언제부터 시작되었나요?"라고 물으면 그때부터 자신의 아픈 과정을 뒤돌아보고 평소에 불편한 것들을 의사에게 다 쏟아내듯 이야기하는 경우가 허다하다. 진료실에서 환자의 기대와 의사의 반응 사이에서 차이는 늘 있을 수 있는 일이다. 진료실에서 짧은 만남 속에서, 효과있으면서도 평화롭게 환자가 문제를 해결하고 일상으로 돌아가도록 할 수 있는 방법은 무엇일까?

최근에 기침을 하다가 피가 나온다고 호소한 환자가 있었다. 한국말을 잘 못하는 조선족이었는데 피가 묻어 나온다는 사실이 본인에게는 매우 심각하게 받아들여진 모양이다. 나는 환자에게, "증상을 보통 발생할 수 있는 일로 받아들이고 크게 걱정하지 말라."고 이야기 해주었다. 하지만 집으로 돌아간 환자는 통역을 해 주는 분의 말에 따르면, 자신의 상태에 대한 걱정이나 불안감이 지속된 나머지 일도 나가지 못한 모양이다. 결국 대학병원에서 컴퓨터단층촬영(CT)를 찍고 다른 이상이 없다는 이야기를 듣고 나서야 본인의 증상도 걱정도 사라졌다.

의사로서 환자가 느끼는 불안감에 대해 충분히 공감하고 같이 해결해 가자는 신뢰를 만들지 못한 아쉬움이 남았다. 간단한 전화 통화로 안부를 물었다면 좀 더 나아지지 않았을까 하는 반성이 되었다. 의학으로 판단하기에 앞서 환자의 말을 더 세심하게 들어주는 공감의 대화법을 배워야 할 것 같다.

그러면 환자는 어떤 준비를 하고 의료기관을 찾으면 좋을까? 진료의 출발은 환자의 말에서 시작된다. 자신이 전하고 싶은 이야기를 미리 정리하고 의료기관을 방문하면 좋다. 하지만 몸은 평소에 생존보다 뒷전에 놓여 있어 자신의 건강문제를 잘 점검하지 못하는 것이 현실이다. 가끔 자신의 증상을 너무 꼼꼼히 적어오는 분들을 보면 약간의 부담감도 들지만, 의사들은 환자의 질문에 성심껏 대답하게 된다. 진료실에서 외국인 환자들을 만나게 되면 의학지식이 많은 점과 자신의 병력을 정확하게 의사에게 전달하는 모습에 놀라게 된다. 잘 정리된 환자의 말은 의사와 소통을 원활하게 만들어 준다. 진료실에 들어가기 전에 내가 의사에게 전달하고 싶은 말을 정리하면 좋을 것 같다.

자기 스스로 만들어 놓은 굳어버린 생각에 대해 의심해 보는 훈련도 도움이 된다. 환자들은 '한 번 질병은 영원한 질병이다'라는 생각을 가지고 있다. 2년 전 위내시경에서 위염을 진단 받은 경우나 젊은 날에 진단 받은 디스크라는 경험은 세월의 흐름과 상관없이 내 몸에 문신처럼 남아 있다고 여기는 분들이 많다. 과거는 과거이며 사람의 몸은 살아 있는 생명체이자 유기체라서, 시간의 흐름 속에서 끊임없이 다시 태어난다. 과거의 기록도 소중하지만 현재 자신의 문제와 연관성 여부를 따져보는 것이 더 중요하다.

진료실에서 감기로 만나는 환자들은 '감기 주사'와 '한 방에 나을 수 있는 쎈 약'을 원하는 경우를 자주 만난다. 일상으로 빨리 복귀하고 싶은 마음은 이해하지만 실제로 감기 바이러스를 치료하는 약은 없고, 증상을 완화시키는 약물들만 있을 뿐이다. 환자 의식에 깊이 뿌리박힌 생각들이 때로는 의사와 환자 사이에 깊은 협곡을 만든다.

진료실이라는 공간은 의사와 환자의 삶이 온전히 만나는 곳이다. 환자는 자신의 아픔을 가지고 도움을 청하러 오고, 의사는 환자의 아픔에 연민의 마음으로 치료를 안내해 주는 곳이다. 의사는 환자의 언어를 배우고, 환자는 자신의 몸에 대해 스스로 깨달은 것과 기록을 가지고 만나 새로운 치유의 경험이 많이 일어나기를 기대해본다.

생활처방전

진료실에서 효과 있는 대화를 위한 처방전
1. 자신의 몸과 마음의 과거력을 잘 기록한다.
2. 몸이 주는 신호를 잘 듣고 자동화 된 생각을 의심한다.
3. 의사를 만나기 전 해결하고 싶은 나의 문제를 정리하고 질문지를 작성한다.

건강처방전　　　　　　　　#020

흐르는 강물처럼

이윤심 전북 전주시 전주의료복지사회적협동조합 무지개한의원 원장이다. 대학 시절 청년한의사회와 인연으로 멀리서 전주의료사협을 응원해오다 참여하게 되었다.

2015년 11월 전주의료협동조합에 몸을 담아 진료를 시작했다. 처음엔 2인 체제로 퐁당퐁당 진료하며 조금은 여유를 가지고 새로운 직장에 적응해갔다. 돌이켜보면 진료뿐 아니라 협동조합의원의 진료 밖 값진 경험들이었다. 진료를 시작한지 얼마 안 되어 전주의료복지사회적협동조합이 우수 협동조합상을 받게 되어, 협동조합에 오랜 경험은 없지만 그동안의 경험에 비추어 방송국 인터뷰라는 것도 해보았다. 또 진료하는 틈틈이 도서관에서 자료 뒤지고 머리 굴려가며 주치의 강좌를 준비해 진행하기도 했다. 그렇게 새로운 직장인 의료협동조합의원에서 흥미진진하게 그리고 지혜롭게 임기응변하면서 호흡을 맞춰갔다.

  사실 졸업하고 십여 년 정도 임상을 하면서 요즘처럼 보람을 느껴본 적은 별로 없는 것 같다. 환자들의 불편한 점에 귀 기울여 주고 최선을 다해 진료하는 모습은 예나 다름없다. 그런데 의료협동조합에선 '나의 주치의'라는 인식이 강하다. 그래서 의사로서 많은 인정과 사랑을 받고 있다. 함께 일하는 직원들도 이곳 무지개한의원에는 까다로운 환자들이 없는 편이라고 말하곤 한다.

평소에 의사는 마치 히말라야를 등반할 때 짐을 들어 주고 길을 안내해주는 셰르파와 같다는 생각을 해왔다. 환자들이 건강을 추구하는 등정을 하는 데 길안내를 해주는 역할이라고 말이다. 이런 생각이 '건강할 때 건강을 지키자'는 의료복지사회적협동조합의 취지와 많이 일치하는 것 같다. 뜻이 맞는 곳에서 뜻이 맞는 사람들과 일할 수 있는 것은 분명 축복일 것이다.

요즘엔 내가 살아온 길에 대해 이런저런 생각을 하게 된다. 치열했던 이십대를 거쳐 정신없던 삼십대를 지나 사십대 중반에 이르니 이제는 제법 자신감도 생기고 주변을 느긋하게 바라볼 수 있는 여유도 생겼다. 젊었을 때 공부가 생존을 위한 것이었다면 이제는 실존을 위한 공부를 해야겠다 싶어서 뒤늦게 인문학 공부를 하고 있다. 공부는 끝이 없다더니 정말로 그렇다. 얼마 전에 한 지인이 물었다.

"그래서 그 공부의 결론이 뭐야?"

나는 이렇게 대답했다.

"뭐긴, 흐르는 강물처럼 살라는 거지."

'흐르는 강물처럼'. 요즘 내 화두이다. 어쩌면 지금까지 모든 여정이 이것을 위한 게 아닐까 싶다. 앞으로도 이 화두를 안고 살아갈 것이다. 흐르는 강물처럼 자연스럽게, 억지 부리지 말고, 욕심내지도 말고, 조급해 하지도 말고, 그렇게 자연스럽게 흘러가기. 니체의 '아모르 파티', '네 운명을 사랑하라'는 말과도 일맥상통하는 것 같다. 뭐, 언젠가는 차라투스트라의 '초인'처럼 살아갈 날도 있지 않을까?

생활처방전

1. 사람 마음에는 많은 힘이 담겨 있다. 몸이 너무 긴장하면 여기저기 아프듯, 마음에도 너무 힘이 들어가면 다친다.
2. 늘 자기가 생각한 것보다 조금 덜어내 보자. 특히 다른 사람과 자신을 비교하다 보면 주전자의 물이 끓어 넘치듯 울화가 넘친다.
3. 뭐든지 지나치면 좋지 않다. 조금 적게 먹고, 과로하지 않고 몸도 조금씩 놀리고, 운동도 격하지 않게 해야 한다.
4. 한겨울에 물이 꽁꽁 어는 것처럼, 우리 체온도 낮아지면 혈액 흐름이 떨어지면서 면역력도 떨어지고 비만, 고혈압, 당뇨 같은 대사 질환도 생긴다. 평소에 냉장고를 멀리 하고 따뜻한 물을 자주 마신다. 생강차나 수정과도 좋다.
5. 물도 좋은 말을 많이 들으면 아름다운 결정을 이룬다고 한다. 자신과 주위 사람들에게 되도록 따뜻한 말을 건네자. 특히 자신에게 따스한 시선을 유지하는 것이 더 중요하다.

건강처방전 #021

치과이력 만큼, 인생의 무게

이승준 '행동하는 의사회' 치과의사이다. 소속 부산 중증장애인 치과에서 한 달에 한두 번 진료활동을 한다. 부산 지역 장애인구강건강 네트워크와 의료복지사회적협동조합과도 연대하고 있다.

몇 년 전, 80세가 넘는 노부부가 치과에 오셨다. 지팡이를 한 손에 쥐고 있던 할아버지는 소녀같이 웃고 있던 할머니의 손을 꼭 잡고 계셨다. 치매를 앓고 있던 할머니가 여러 가지 약을 드시고 있어 잇몸이 자주 부어올라 틀니 수리가 어려웠던 기억이 난다. 그 다음해, 할머니 혼자 내원하셨기에 할아버지 근황을 물으니 이번에는 할아버지가 심한 치매를 앓고 몸이 쇠약해져 요양병원에 입원하셨다고 했다. 항상 웃으며 옛날 얘기를 많이 해주시던 할아버지. 5월의 꽃 같은 미소를 가진 할머니와 그 옆에 청년처럼 서 계시던 할아버지의 모습이 지금도 아른거린다.

 시간이 흐르면서 생각도 변하는 나 자신을 본다. 치과에 있으면 4세부터 90세까지 다양한 나이대 사람들을 만나게 된다. 겁에 질려 울기부터 하는 어린아이를 어르고 달래는 것, 치과에 대해 불신을 가지고 오신 분을 설득해 치료동의를 구하는 것도 만만치 않다. 그렇게 5년, 10년 치과에서 일하며 인생을 조금씩 배운다. 어떨 때는 오전에 봤던 아주 작은 꼬마아이의 60년 뒤 모습이 오후에 본 환자분 얼굴에 겹쳐 보이기도 한다. 젊은 사람의 잘 낫는 능력이 부럽기도 하고, 방사선 사진에서 환자분이 겪어온 치과이력을 살펴보다가 인생의 우여곡절이 느껴질 때도 있다.

입안을 청소하고, 건물도 지어 보고, 보수와 유지, 관리까지…. 입안은 하나의 마을과 같다는 생각이 든다. 그 마을 주인공은 환자분 자신이지만 잘 관리할 수 있도록 하는 조언자는 의사라는 자부심을 갖게 된다. 흰색의 치아와 잇몸 뼈, 분홍빛 잇몸과 혀, 볼 살을 다루며 파란색 청년의 마음을, 어르신들의 회색 머리카락을, 5월 녹음처럼 젊게 살아가려는 중년까지 다양한 삶의 모습을 본다.

내가 활동하는 부산 중증장애인 치과에 오시는 장애인분들은 대체로 협조가 좋다. 크게 힘든 점은 없다. 다만 손이 불편하신 분이 틀니를 잘 끼웠다 뺏다 못해 틀니변형이 오거나 깨지는 경우, 양치질을 하기 힘든 경우, 침 삼키는 능력이 부족해 항상 음식물이 고여 있는 경우, 여러 가지 다양한 약을 드시는 분이 많아 침이 부족하거나 잇몸이 잘 부어 틀니 사용이 힘드신 분들을 볼 때 맘이 편하지는 않다.

개업의로서 동네 환자분들을 만나는 것과 부산 중증장애인 치과의 자원활동가로서 활동하는 모습은 크게 다르지 않다.

다양한 연령과 환경을 가진 사람들과 때로는 스치듯이, 때로는 부대끼며 하루하루를 살고 있다.

매너리즘에 빠질 때도 있지만 한 번씩 눈이 부시게 빛나는 환자분을 보게 된다. 그런 분들의 입안을 치료하며 나 또한 맘의 치료를 받는다. 삶에서 묻어나는 친근한 목소리, 따뜻하게 대해주는 태도, 고마워하는 모습들…. 앞으로 더욱 더, 입안만이 아닌 환자분 삶에 다가갈 수 있는 치과의사가 되도록 노력할 것을 다짐해 본다.

치아건강에 대해 내 관점에서 말하자면, 가장 중요한 건 본인 치아와 잇몸에 맞는 양치질 방법을 익히는 것이다. 요즘은 만 20세 이상인 건강보험 가입자는 1년에 한 번씩 치아 스케일링 보험 적용으로 값싸게 치과에서 스케일링을 할 수 있다. 근처 치과에 방문해 스케일링 받고 엑스레이도 찍어보고 잇몸 상태를 진단받기를 권한다. 자신의 상태에 맞춰 양치질 방법을 익히는 게 입안 건강을 유지하는 가장 좋은 방법이다. 물론 충치가 있다면 치료 받으시라. 치아나 잇몸이 조금이라도 건강할 때 치과에서 손을 보는 게 시간과 비용을 절약하는 지름길이다.

생활처방전

1. 가까운 치과를 방문해 스케일링을 받고 양치질 교육을 받는다.
2. 내 잇몸 상태에 맞는 양치질 법을 꾸준히 적용한다.
3. 잇몸이 안 좋으면 석 달에 한 번, 잇몸이 좋으면 1년에 한 번 치과를 방문한다.

건강처방전　　　　　　#022

환자면담,
진료실에서 생각하는 말들

김동현 인천평화의료복지사회적협동조합 인천평화의원 의사이다. 의료사각지대의 가정 암환자 통증 조절과 말기암 증상 관리에 관해 방문간호 인력과 협의해 방문요양 범위를 넓히고 싶은 꿈이 있다.

문장을 이루려면 낱말들이 필요하다. 지난 2년 여 동안 인천 평화의원을 꾸려오면서 몇 개의 번듯한 문장과 그 문장들이 이뤄내는 이야기로 구성할 만한 가슴 뭉클한 이야기가 있던 건 아니다. 의사로서 느끼는 특별한 감회를 많이 겪었다고 말하기도 어렵다. 다만 낱말 두어 개로 지난 진료실의 일상의 단면을 표현해 볼 만한 사건들이 있어 이야기를 풀어 보려고 한다.

객관이라는 말

고물상을 하는 환갑을 앞둔 어르신께서 대다수 의사들이 귀쫑긋할 만한 주증상을, 키우고 있는 개의 이상행동을 말씀하시기 시작했다. 작업장 소변기가 막혀 넘치는데 그 넘치는 소변을 두고 고물상 개 두 마리가 코를 박고 마시기 쟁탈전을 하더라는 것이다.

"선생님, 제가 당뇨인가요?"라고 물으셔서 임의혈당을 재었더니 혈당수치가 400대가 나왔다. 자각증상은 여름철이라 덥고 입이 좀 말랐다 정도였다고 한다. 다시 한 번 그 말씀을 곱씹어 봤다. "선생님, 제가 당뇨인가요?" 그야말로 '당뇨'라는 단어의 사전적 의미를 환자 스스로가 잘 알고 있었기에 조기 발견이 가능했던 거라고 생각한다.

　우리는 환자의 얘기를 객관화해 정보를 수집하는 병력 청취를 하는 게 업이다. 전공의 때 즐겨본《환자면담》서문에 이런 말이 나온다. 질병에서 출발하지 말고 증상에서 출발하는 접근법. 하루에도 숱한 환자를 도식에 따라 보며 얼마나 많은 '비'객관적인 추정 질병 이름을 머리에 가득 넣어두고 그 틀에 맞춰 환자를 보고 있었는지, 스스로가 부끄러워진다. 내가 의무기록에 쓰는 용어들이 얼마나 '비'객관적이고 오류가 많은지를 깨달았다.

　당뇨의 말뜻처럼 심한 혈당 상승은 소변에 당이 나오게 만들며, 중세 시대에도 당뇨의 증상을 기술한 의학서에는 의사들이 환자의 소변 맛을 보고 당뇨 진단을 확신했다고 기술되어 있다. 흔히 거품뇨나 소변 색깔변화, 악취로 내원하여 상담하는 분들이 있다. 외래에서 간편히 바로 확인할 수 있는 소변용지 검사로 소변 속 당이나 단백질 검출을 예측할 수 있다. 또한 모바일 검색이 가능한 분들은 쉬운 용어로 대중들에게 접근성을 높인 오픈백과 〈위키백과〉에 '소변' 또는 '오줌'

을 검색하면 소변이 어떻게 건강상태를 반영하는지 쉽게 이해 가능하다. 환자의 몸은 환자와 의사가 함께 공부하는 것이라고 생각한다.

경제와 외로움이라는 말

단골 여자 환자분께서 우리 의원에서 위내시경을 받았다. 십이지장에서 쓸개즙이 나오는 길과 췌장액이 나오는 길이 만나는 부위, 십이지장 팽대부가 커진 소견이 보여 추가 평가를 위해 대학병원에 의뢰했다. 몇 주 뒤 한창 진료를 보고 있을 때, 데스크에서 그 환자분의 남편이신 할아버지에게서 전화가 왔다며 급하게 전화를 받아달라는 간호사 쪽지가 왔다. 전화를 받으니 할아버지는 노발대발 하셨다.

"아니, 세상에 검사비만 몇 백이 나왔는데, 그렇게 나올 거라고 사전에 설명해야 하지 않았느냐?"가 요지였다. 대학병원 외래에서 진료비 영수증을 받자마자 환자분은 어안이 벙벙해진 환자분 대신 남편이 전화를 하신 거였다. 이 일 이전에는 나와 관계가 좋았던 그 환자분은 내게 따져 묻기가 미안하셨나 보다. 남편의 장황한 항의 통화를 듣다 못해 격앙된 마음을 짓누르지 못하신 할머니께서 급기야 내게 "뭐 이런 황당한 검사가 다 있느냐"며 오열하고 말았다. 자식들에게 누를 끼치기 싫다는 것이다. 해결책이 있는 것도 아니고 드릴 만한 말이 없어, 전화통화가 이어지는 몇 분 동안 얼음이 되고 말았다.

두 달이 지나서 그 환자분이 진료실에 왔다. "그땐 너무 죄송스러웠고 암 진단이 나와 중증환자 혜택을 받고 무사히 수술을 마칠 수 있었다."고 사과를 겸해 감사인사를 주셨다. 병아리 의사인 나도 그만 나쁜 관계가 순식간에 역전되어 기쁜 나머지 할머니의 두 손을 덥석 잡고는 흔들었다. 치료 잘 받고 오셔서 감사한 일이라고.

내 마음속에 남은 또 다른 낱말은 '외로움'이다. 진료실의 많은 고령층 분들이 마주하게 되는 고충은 '경제' 문제이다. 이 문제로 자식들에게 누가 되어서는 안 된다고 늘 되뇌시는 부모님의 신체에 오롯이 '외로움'이라는 낱말로 스며든다. 오늘도 '주호소'를 넌지시 털어놓고 진료실 밖을 힘없이 외롭게 뚜벅뚜벅 걸어 나가신다.

정기 검사와 정서 환기

우리 의원의 암 진단 사례는 정기 검진에서 우연히 발견된 것이다. 체중감소, 빈혈 같은 위장 외 증상을 일으킬 정도 위내시경 이상 소견은 광범위한 궤양 또는 진행된 암인 경우이다. 하지만 그런 위장 외 증상이 없는 대다수 소화불량, 더부룩함, 속쓰림 같은 증상은 위내시경 관찰범위인 위점막에 심각한 이상소견이 없는 경우가 대부분이다. 위내시경 자체가 위식도 접합부를 자극하는 검사이므로 위험요인이 없다면 2년 검진 주기보다 더 잦은 검사는 하지 않는것이 좋다.

최근 〈아이가 다섯〉 드라마에서 위암으로 전처를 잃어버린 남편이 재혼한 아내의 소화불량 증상을 걱정하여 검진받도록 하는 장면에서 아내가 얘기한다. "당신 트라우마야." 트라우마의 사전적 의미와는 맞지 않는 표현이지만, 여하튼 충격 받을 만한 사건을 경험한 환자들이 다양한 신체증상탓에 의원에 방문했을때 추천 드리는 생활처방전은 고속열차(KTX)이다. 시속 200킬로미터 넘게 달리는 기차 창밖 사물을 주시하다 보면 안구의 양측성 자극운동이 빠르게 이뤄진다. 실제 연구 결과 우측뇌과 좌측뇌가 동시 자극을 받으면서 두 신경 연결고리 사이 교류가 강화돼 감정과 인지가 통합된다고 한다. 이런 과학 원리를 떠나서라도 일상공간을 벗어나 정서를 환기 할 수 있는 여행 경험을 통해 마음 맞는 사람과 함께 하는 신체활동, 식이섭취야말로 만병통치약이 아닐까?

생활처방전

1. 소변에 관심을 갖는다.
   거품뇨나 소변 색깔 변화, 악취를 느끼면 병원에서 바로 소변용지 검사로 소변 속 당이나 단백질 검출을 예측할 수 있다. 인터넷 오픈백과사전인 〈위키백과〉에 '소변' 또는 '오줌'을 검색하면 소변 상태를 쉽게 이해할 수 있다.
2. 위내시경은 2년 검진주기로
   위내시경 자체가 위식도 접합부를 자극하는 검사이므로 위험 요인이 없다면 2년 검진주기보다 더 잦은 검사는 하지 않는 것이 좋다.
3. 정서를 환기할 수 있는 여행을
   일상공간을 벗어나 정서를 환기할 수 있는 여행에서 마음 맞는 사람과 함께 하는 신체활동, 식이섭취야말로 만병통치약이다.

건강처방전   #023

소박한 점빵의 매력

전재우 서울 마포의료복지사회적협동조합 의사이다. '국경없는의사회'로 케냐와 수단에서 활동했고 서울시 북부노인병원 건강증진팀과 공공의료팀에서 활동했다. 직원과 환자와 조합원, 지역주민 누구에게나 즐거운 진료실 환경을 만들고 싶어한다.

의사들 사이 은어로 지역사회에서 일차 진료를 하는 의원을 '점빵'이라 부른다. 점빵은 경상도나 전라도 지역에서 쓰는 '매점'의 사투리다. 동네의원과 점빵은 유사한 점이 많은데 진료 수가가 높지 않아 무조건 많은 환자를 보아야 운영이 가능하다는 점, 종일 지키고 앉아 있어야 하고 자리를 비울 수 없다는 점, 환자가 많으면 몸이 피곤해서 힘들고 환자가 적은 날은 매출 걱정에 마음이 힘들다는 점, 사람을 상대하는 일이라 가끔 면전에서 욕하는 소리도 참을 수 있어야 한다는 점 같은 것들이다. 에둘러 말했지만 동네의원에서 의사로 일하는 것은 적성에 꼭 맞거나 사명감이 있는 게 아니라면, 그다지 가슴 두근거리는 일은 아니라는 이야기다.

의료협동조합에서 일하는 의사는 달라야 하지 않느냐고? 물론 한국에서 처음 의료협동조합을 시작해 수많은 역경을 극복하고 뿌리를 내리게 한 선생님들은 대단하신 분들이다. 하지만 고만고만한 점빵들이 밀집해 있는 대도시의 갓 개원한 작은 의원에서 경영 압박은 기본이고, 조합원들의 날카로운 눈초리와, 고소득을 보장하는 다른 직장의 유혹도 극복해야 하는 협동조합 의사로 일하면서 걸출한 사명감까지 갖추

라면 나로서는 버겁고 부끄러워 그저 쥐구멍을 찾고 싶을 뿐이다.

그럼 선배 의사들처럼 대단한 각오나 포부도 없으면서 왜 동네의원을 떠나지 못하냐고 물을지 모르겠다. 가치 있는 일에 동참한다는 소심한 자기만족? 마음에 맞는 직장 동료들 간의 의리 수호? 이도 저도 아닌 귀차니즘? 답변 치고는 꽤나 궁색하다. 지금으로선 그나마 환자들과 주고받는 소소한 미소나 공감이 주는 매력 때문이라는 것이 내가 찾을 수 있는 최고 근사치의 답변이다. 물론 그런 교감은 자주 일어나지도 않고, 가끔은 한쪽 착각이나 짝사랑으로 밝혀지기도 하지만 그것보다 더 마음에 드는 이유는 찾지 못하겠다.

우리 의원은 성소수자들, 특히 호르몬 치료를 하는 트랜스젠더들이 많이 내원하는 편이다. 전국 곳곳에서 다양한 연령의 트랜스젠더들이 여기까지 오는 이유는 다른 곳보다 높지 않은 비용 탓도 있지만, 편견 없는 소통이 가능한 의료기관에서 주눅 들지 않고 진료를 받을 수 있기 때문이 아닐까 추측해 본다.

얼마 전에는 갓 스물 정도 된 트랜스젠더 남성이 어머니와 같이 내원해서 진료를 봤다. 아들로 바뀐 자식이 다시 딸로 돌아갈 방법이 있는지 간절하게 묻는 엄마에게 해줄 수 있는 말은 분명하게 '없다'고 말해주는 것뿐이었다. 자식이 트랜스젠더로 사는 것은 부모가 자책하거나 돌이킬 방법을 찾는다거나 할 성질의 문제가 아니며 호르몬 치료를 하면 자녀가 지금보다 건강하고 행복하게 살 수도 있을 거라는 희망도 덧붙였다.

한동안 정적이 흐른 뒤 결국 울음을 터뜨리는 엄마와 그런 엄마에게 괜찮다고 다독여주는 과거 딸이었던 아들, 그리고 대기실에서 진료순서를 기다리는 이들의 발을 묶어둔 채 침묵을 유지해준 나 사이에 묘한 공감과 위로의 기운이 감돌았다. 조용하지만 격렬한 몇 분의 감정 교류 뒤 두 사람은 평온해진 미소와 함께 진료실을 나섰다.

혹시 그 모자에게 정신과 전문의의 상담이 필요할지 고민해봤지만 두 사람에게는 마음의 어려움을 서로 치유해 줄 힘이 있다고 믿었다. 내 판단은 틀리지 않았는지 그 친구는 그 뒤 때맞춰 호르몬 주사를 맞으며 건강하게 지내고 있으며 어머니와도 잘 지내고 있다고 한다.

모처럼 조용한 점빵에서 일하는 길을 선택하길 잘했다고 스스로를 잔뜩 격려해줬다. 이 정도면 충분하지 않은가!

동네의원에서 할 수 있는 진료는 소박하다. 그러나 소박한 진료가 질 낮은 진료는 아니다. 복잡한 진단기법과 강력한 약들과 깨알 같은 정보 없이도 의료진과 환자 사이에 소통을 허락한다면 건강의 길은 보이기 마련이다. 당장 할 수 있는 영역 안에서 진심으로 최선을 다하되, 영역 밖 일은 욕심을 버리고 교통정리를 해주는 것이 동네의원의 역할이라 생각한다.

전국에는 많은 수의 크고 작은 의료협동조합 조직이 있고 그만큼 다양한 가치와 비전이 있을 것이다. 나는 우리 협동조합이 전국 최고로 높은 비전을 가진 조직이 되거나, 우리 의원이 지역에서 최고로 유명한 병원이 되기를 바라지는 않는다. 그저 남다른 가치와 비전을 가진 지역의 작은 건강 공동체, 소박하지만 특별한 매력을 지닌 동네 점빵 가운데 한 곳이 되는 것만으로도 충분히 만족한다. 의사의 처지에서 벗어나 이웃에 사는 동네 삼촌, 조합원 입장에서 내가 가고 싶은 병원도 그런 잔잔한 감동과 소박한 매력이 있는 작은 의원이기 때문이다.

생활처방전

동네점빵, 동네의원 이용하는 법

1. 동네의원의 가깝고 문턱이 낮다는 장점을 십분 활용해 사소한 문제라도 만만한 마음으로 찾아가자. 다만 점빵은 대형마트도 홈쇼핑도 아니기에 모든 문제를 적재적시에 해결하지 못할 수도 있다. 너무 큰 기대를 충족시키려 하면 점빵은 부도가 날 위험에 처할 수 있다.
2. 점빵에서도 마트에서도 구할 수 없는 것이 있다. 스스로를 사랑하고 돌보는 일이다.
3. 스스로를 사랑할 만큼 건강해졌다면 사랑과 긍정의 에너지를 주위 사람들에게, 심지어 잘 모르는 사람에게도 나누어주기 바란다. 당신은 점빵도 못 하는 행상 역할을 스스로 훌륭히 해내는 모습을 발견할 것이다.

건강처방전 #024

건강검진 200퍼센트 활용하기

나준식 대전에 있는 민들레의원 원장이다. 2002년 대전시 대덕구 법동에서 지역주민들과 함께 민들레의료복지사회적협동조합을 시작했다.

아직도 '건강검진'이라고 하면, 큰 병원에서 특별하고 비싼 검사들을 받는 것이라고 생각하는 분들이 있을 것이다. 물론 대형병원들은 갈수록 더 값이 비싼 검진프로그램을 만들어내고, 호텔 수준의 숙박을 하면서 검사받는 검진 프로그램이 있다고도 들었다. 그러나 대부분 사람들은 모든 국민이 의무로 가입하고 해마다 혹은 2년마다 받는 건강보험공단의 1차 정기검진이나 5대 암검진을 떠올릴 것이라 생각한다.

 이 건강검진은 국민들이 내는 보험료로 운영되는 국민건강보험공단이 만들어낸 만큼 적극 활용할 필요가 있다. 잘 들여다보면 적은 비용과 최소한 검사로 진행되면서도 건강을 지켜나가는 데 충분히 쓸모 있는 프로그램인 것도 사실이다. 그런데 이 검진을 잘 활용하지 못해 '싸구려 검진', '중요한 것은 빠진 형식적인 검진'으로 인식되는 면이 있다. 이런 인식을 갖게 된 데에는 우리 의사들의 책임이 크다.

 건강보험공단 검진이 특별한 점은 무엇보다 단순 검사에 그치지 않고, 우리나라 국민의 질병통계를 바탕으로 주요하게 관리해야 할 질병의 개개인별 건강 위험요인, 생활습관 개선요인, 질병발생 위험도를 분석해 알려주고 건강한 생활습관의 목표까지도 제시하고 있다는 것이다. 검진 뒤 우편이나 직접 병원에서 보내주는 건강검진 결과통보서 뒷장을 보면 이런 결과들을 여러 가지 방식으로 보여준다. 이것은 어떤 대형 병원, 값비싼 검진, 많은 훌륭한 의료진이 있다 해도 흉내 낼 수 없는 결과 분석이다.

왜냐하면 국민들의 질병통계와 의료이용 정보를 관리하고 그로 인해 존재하는 건강보험공단이 아니라면, 누구도 많은 돈을 들여 이런 분석방법을 연구하고 만들어낼 이유도 방법도 없기 때문이다. 문제는 우리 의사들조차도 이 보험공단 검진을 평가절하 하는 경향이 있어서, 검진 결과를 자세히 들여다보고 수검자들이 이해하고 활용할 수 있도록 돕지 못하고 있다는 점이다.

의료 방사선피폭 위험성 문제에 있어서도 건강보험공단 검진은 위험성이 낮다. 컴퓨터 단층 촬영장치(CT)를 포함한 값비싼 검진을 하며 피폭되는 방사선량은 1차 검진이나 5대암 검진에서 피폭되는 방사선량의 20~30배에 해당한다고 한다. 방사선은 적은 양일지라도 암을 일으키는 데 기여할 수 있기 때문에 치료나 진단에 꼭 필요한 경우를 제외하고는 최대한 피해야 한다. 우리나라에서 의료방사선이 암 발생에 기여하는 정도는 미국에 비해서 2배 가까이 높다고 알려져 있다.

어떤 건강검진에서든 가장 아쉬운 부분은, 이런저런 검사 결과는 받아 보지만 실제 내가 어떻게 해야 내 건강을 유지하거나 개선할 수 있는지, 잘 정리되지 않는다는 점이다. 비싼 값의 종합검진에서 수십 쪽에 달하는 검진결과서를 받아본다 한들 이 부분이 해결되지는 않는다. 극히 적은 수에 해당하는 질병의 조기발견이란 검진 목표를 빼면, 대부분 사람들에게 건강검진은 질병의 예방과 건강증진에 기여하는 것이어야 한다.

건강검진을 받아야 한다면, 받을 생각이 있다면, 나는 이렇게 권하고 싶다.

첫째, 건강검진은 큰 병에 걸렸을까 하는 걱정과 두려움 때문이 아니라 건강한 삶을 위해 필요한 것이라고 생각하고 활용하라.

둘째, 국가의 검진프로그램을 기본으로 검사하고 자신이 추가로 검사해야 할 것이 있는지는 주치의와 상의하라.

셋째, 검진 문진표 작성을 꼼꼼하게 하고, 자신 상태에 맞게 정확하게 표현하라. 그래야 자신에 맞는 건강위험도 분석, 질병발생 위험도 같은 검사결과가 정확하게 나온다.

넷째, 검진 뒤 내가 가진 건강위험요인은 무엇이고, 무엇을 개선하고, 어떻게 관리하고 생활해야 하는지 이해되고 정리될 때까지 상담 받도록 하라. 상의할 주치의가 없다면 가까운 지역의 의료협동조합 의사와 연락을 시도해보라. 누구든 성의껏 상담해 줄 것이다.

생활처방전

1. 몸과 마음의 흐름과 리듬을 느껴보고, 그 흐름과 리듬의 급격한 변화에 주목한다.
2. 내가 알고 있는 것, 느끼는 것은 잘해봐야 50퍼센트만 믿을 수 있는 것임을 기억한다.
3. 내게 나타난 증상, 통증, 질병이 주는 의미, 메시지에 귀를 기울인다.

건강처방전 #025

환자와 의사가 함께 만드는 생활건강처방전

김종희 강원도 원주의료복지사회적협동조합 밝음의원 의사이다. '우리 모두 의사이다'라는 마음으로 아픈 사람들이 스스로 건강의 힘을 키워 살아가는 모습에 관심이 많다. 기존 전문가들의 질병 중심 건강강좌와는 달리, 아픔을 품고 살아가는 사람들의 건강이야기학교를 만들어보고 싶다고 한다.

"건강하시네요.", "걱정이 사람 잡아 먹어요."라는 돌직구를 진료실에서 자주한다.

환자가 여기저기 아프다고 몸뚱이 신세를 한탄한다. 식사도 평범하고 잠도 그럭저럭 자고 두 다리로 걸어 다닐 수 있고 연세에 비해 "건강하시네요"라는 말을 하는 순간, 환자는 여전히 말로는 "죽겠다"고 하지만 엷은 미소를 띠며 건강의 자신감을 느끼는 것 같다.

한편 건강해 보이는데도, 무슨 병이 없나 불안을 안고 내원하는 환자에게는 "걱정이 사람 잡아먹어요"라고 말한다. 병의 실체는 환자의 마음 상태라는 것을 되돌아보게 하려는 작은 방편이다. 실제로 많은 경우 걱정이 병을 키운다.

치매예방약을 원한다고 딸과 함께 온 50대 여성이 기억난다. 그분은 텔레비전에서 치매이야기를 보다가 평소 건망증이 있는데 치매약을 먹어야 하는 것 아니냐며 걱정스런 눈빛이었다. 치매 관련간이정신검사(MMSE)를 해봤지만 예상대로 극히 정상이었다. 이런 환자에게 약 말고 무슨 처방을 할까 막막해 하다가, 환자의 십자가 목걸이를 보면서 '성경읽기 치매

예방'이라는 '생활건강처방전'을 고안해보았다.

"날마다 성경 한 소절 읽고, 마음에 드는 한 줄 옮겨 적고, 외우고, 딸과 이야기 나누는 거예요."라고 권했다. 뇌는 샘물과 같아 성경을 날마다 되살리면 뇌도 튼튼해진다고. "거봐, 치매 아니라고 하잖아."라며 딸은 어머니를 타박한다. 아무리 그랬어도 병원까지 왔을 만큼 불안한 마음이었을 것이다. 생활 속에서 실천은 오롯이 환자의 몫이지만, 나는 거기에 압박을 덧붙였다. "온몸을 도는 적혈구(RBC) 수명이 약 100일이어서 몸은 석 달마다 부활하잖아요. 성경 치매예방도 100일 정진은 해봐야죠."

온갖 건강보조식품 광고와 건강채널은 건강욕망과 불안을 동시에 심어주기도 한다.

며칠 전 네 살짜리 아이가 콧물이 흐르고 코를 자주 파고 새벽 1시에는 '후비루' 목젖 뒷부분의 가래 때문인지 기침을 심하게 하고 가래를 뱉지 못해 쿵쿵거린다며 온 엄마가 있었다. 아이는 밥 잘 먹고 잘 놀고 기운 있고 친구와도 잘 논다고 했다. 다만 새벽 기침 탓에 약을 먹었는데 낫지 않는다며 다른 약을 원했다. 아이는 열과 기침이 없고 폐 소리도 좋고 건강해

보여 약보다는, '물 냄새 맡기'라는 놀이 처방전을 제안했다. 끓인 물을 사기그릇에 옮겨 담고 수건을 머리에 쓴 채 뜨거운 수증기를 코로 마셔 코 안이 흐물흐물해질 때 코를 씻는 것을 놀이처럼 해보는 것이다. 가령 레몬 한 방울을 떨어뜨려 냄새를 맞추는 놀이를 날마다 냄새를 바꿔 해보라고 권했다. 문제를 얼마나 해결할지 사뭇 궁금하다. 이렇게 생활건강처방전의 형태는 성별, 연령, 직업, 생활환경마다 다른 빛깔과 무늬를 갖게 될 것이다.

환자는 병원을 오가는 존재가 아니라, 저마다 생활건강의 주인공이다. 의사는 생활건강의 조력자이자 교육가이다. 불안을 안고 온 많은 환자들은 검사결과 괜찮다는 말을 들어도, 또 다른 불안을 안고 오는 경우가 많다. 환자 스스로 건강한 생활습관을 하나씩 몸에 착 붙이는 것은 의학적 판단만큼이나 중요하다. 모든 의학교과서는 환자의 실제 고통을 살피기 위한 참고서일 뿐, 실제 치료의 핵심은 환자와 의사가 함께 '적정의료'와 '생활건강'이라는 '건강의 두 날개'를 튼튼히 하는 것이다. 생활건강이라는 한쪽 날개를 환자와 함께 튼튼히 하는 '생활건강처방전' 작업이 의사들에게도 필요하다. 그렇지 않으면 환자들의 한쪽 어깨엔 쓰이지 않아 다시는 펴지 못하는 '생활 불건강'의 날개가 붙게 될지도 모른다. 건강의 두 날개를 활짝 펼칠 수 있도록 '생활건강처방전'을 만들면서 환자와 의사가 함께 하자.

생활처방전

1. 치매걱정 이제 그만!
   평소 익숙한 두뇌활동을 찾아본다. 책 읽기, 화투 무엇이든 좋다. 성경을 즐겨 읽는다면 날마다 성경 한 소절 읽고, 마음에 드는 한 줄 옮겨 적고, 외우고, 이야기 나눈다. 뇌는 샘물과 같아 성경을 날마다 되살리면 뇌도 튼튼해진다.
2. . 건강한 생활습관 하나씩 몸에 붙이기
   환자는 병원을 오가는 존재가 아니라, 저마다 생활건강의 주인공. 환자 스스로 건강한 생활습관을 하나씩 몸에 착 붙이는 것은 의학적 판단만큼이나 중요하다.
3. 의사와 함께 '생활건강처방전' 만들기
   모든 의학교과서는 환자의 실제 고통을 살피기 위한 참고서일 뿐, 실제 치료의 핵심은 환자와 의사가 함께 '적정의료'와 '생활건강'이라는 '건강의 두 날개'를 튼튼히 하는 것. 건강의 두 날개를 활짝 펼칠 수 있도록 '생활건강처방전'을 만들면서 환자와 의사가 함께 한다.

셋

다 함께 건강한 세상

건강처방전　　　　　　　#026

혼자만 건강하믄
무슨 재민겨

강명근 경기도 안성에 있는 안성의료복지사회적협동조합 우리생협의원 의사로 예방의학 전문의이고 보건학 박사이기도 하다. 지역에서 주민들과 놀듯이 함께 살아가고 있다.

내가 일하는 의료복지사회적협동조합에서는 자원활동이 활발하다. 조합원들끼리 서로 돕는 것은 물론 조합원이 아닌 지역의 어려운 이웃들도 돕는다. 이런 자원활동은 보상 없이 남을 돕는 일이지만 그 활동에 참여하는 사람들에게도 좋은 일이다. 특히 참여하는 사람 건강에 좋은 영향을 미친다. 자원활동을 하지 않는 사람과 비교할 때 더 오래 산다는 사실은 많은 연구를 통해 이미 밝혀졌다. 더 나아가 그냥 오래 사는 것이 아니라 병 없이 오래 살 수 있다. 다시 말해 자원활동은 건강수명을 연장시킨다.

이러한 효과는 특히 노인들에게서 분명하게 나타난다. 정신 건강에도 좋은 영향을 미치기 때문에 우울증에 걸릴 가능성이 낮고 또 우울증이 있는 사람들도 증상에서 벗어나게 하는 효과가 있다. 아울러 기억력과 인지능력을 유지시키고 실행력을 유지 개선하는 데 도움을 준다. 한마디로 자원활동은 뇌 건강에 좋다. 많은 연구들이 레저 활동이 인지와 신체, 사회적 자극을 해 뇌 건강에 최고 양약이라고 밝히고 있다. 자원활동은 이 모든 영역을 자극하는 활동이기 때문에 치매를 예방하는 데도 매우 효과가 있다. 뇌에 지적 자극을 주고 활발한 신체활동을 하면 기억을 담당하는 인지기능을 담당하는 해마라는 뇌 신경세포들이 성장하는데, 이를 통해 치매를 예방하고 그 증상을 개선하는 것. 자원활동은 위에서 말한 여러 가지 요소를 두루 만족시키는 활동일 뿐 아니라 아울러 자원활동에 참여하는 사람들의 삶의 만족도와 삶의 질을 높이는 사회심리 자원을 제공하는 역할을 한다.

사람 일에 어찌 좋은 것만 일어나겠는가? 자원활동을 하려면 시간을 내야 하고 여러 어려움을 이겨내야 한다. 다른 사람에게 정서노동을 베풀어야 하고 인간관계에서 비롯되는 스트레스를 경험하기도 한다. 그렇기 때문에 지나친 자원활동은 참여자를 소진 상태로 몰고 가기도 한다. 기쁨에 넘쳐 밝은 얼굴로 협동조합 안에서 자원활동에 적극 참여하는 사람 사이에도 다툼이 있다. 그로 인해 자원활동을 그만두기도 하고 조합과 멀어지는 사람도 있다.

여기서 자원활동의 동기가 중요해진다. 최근 연구에 따르면 순수하게 이타심에 뿌리를 두고 자원활동을 하는 사람들의 건강수준은 다른 동기로 활동하는 사람들이나 자원활동을 하지 않는 사람들에 비해 더 높았다. 사회적 자원을 더 잘 확보

할 수 있고, 자신의 행동에 담겨 있는 의미와 가치를 깊이 있게 이해할 수 있기 때문이라고 한다. 또 순수한 마음으로 타인을 돌보는 사람들은 인지와 정서와 연결된 행동체계의 바탕에 놓여 있는 신경학, 정신생리학적인 회로가 작동해 이른바 '사랑의 호르몬'이라고 알려져 있는 '옥시토신'이 분비된다. 이는 우리 몸에 변화를 가져오고 동시에 도움을 제공하는 사람의 스트레스 수준을 완화시킨다.

최근엔 자신의 건강을 돌보기 위해 여러 건강증진 활동에 참여하는 사람들이 늘고 있다. 좋은 현상임에 분명하다. 하지만 열심히 건강한 몸을 만들어 나는 건강한데, 내 주변에 있는 사람들이 병들어 앓다가 먼저 저세상으로 간다면 그 건강이 나에게 주는 의미는 뭘까? 함께 건강할 수 있는 길, 내 손길을 필요로 하는 이웃의 손을 잡는 것이 아닐까?

생활처방전

건강을 위해 자원활동하는 법
1. 선한 동기로 자원활동을 한다.
2. 일 년에 100시간 넘는 자원활동이 건강효과를 극대화한다.
3. 교회나 협동조합과 같은 조직에 소속을 둔 자원활동이 건강 효과가 높다.

건강처방전 #027

활성산소 노출에
취약한 사람들

임종한 인하대 의대 직업환경의학과 교수로 한국의료복지사회적협동조합 연합회 회장이다. 1990~1997년 인천평화의원 원장을 지냈고 1996년 지역 주민들과 인천평화의료협동조합을 창립해 협동조합의 기초를 다졌다.

30대 초반 환자가 호흡곤란으로 병원에 입원했다. 폐섬유화가 급격히 진행되어 원인을 찾고자 류마티스 내과에서 직업환경의학과로 의뢰했다. 환자는 평소 흡연을 하지 않았다. 그래서 급격히 진행되는 폐섬유화 원인 가운데 직업환경 요인들이 있는지 조사를 했고, 환자가 다녔던 제철공장을 방문해 작업환경 측정결과를 확인했다. 분진 기준을 초과하진 않았지만 분진 성분에 철, 실리카 함량이 매우 높았다. 폐 조직검사에서 중금속 노출정도를 확인한 결과, 일반 대조집단에 비해 폐조직에 카드뮴, 납 같은 중금속 농도도 높았다.

결국 사업장에서 노출된 분진에 많이 함유된 실리카, 철, 카드뮴, 납이 환자 몸속 독성물질인 활성산소를 많이 만들어내고 산화 스트레스(oxidative stress)를 일으킨 것으로 보인다. 특히 이 환자는 전신성홍반성난창(SLE)을 앓고 있었다. 혈액 속에 방어물질인 항체가 면역계 이상을 일으켜 건강한 자신의 몸을 균으로 생각하고 공격을 하는 만성 자가면역질환이다. 또한 산화 스트레스에 더욱 취약했으며, 폐섬유화가 통제 불가능한 상태에서 결국 입원 6개월 만에 사망했다.

30대 초반 건장했던 남자가 갑자기 사망하니 가족들에게도 큰 충격이었다. 이 환자가 나아지는 데 큰 도움을 줄 순 없었지만, '사업장 분진 노출과 폐섬유화'로 산재보험 처리하는 것에 힘쓴 결과 다행히 산재로 인정을 받게 되었다. 회사에 이 사실을 알리고, 전신성홍반성난창(SLE)와 같은 환자들이 사업장 분진에 노출되지 않도록 하는 조처를 취하도록 요청했다.

2000년도에 일어난 일이지만 아직도 기억이 많이 나는 환자이다. 주치의가 있어 이 환자의 특성을 잘 알고, 직장 선택이나 생활습관 교정 같은 건강관리를 받았더라면 이런 일이 또 생겼을까. 직장에서 또 생활현장에서 여러 위험요소에 노출되면서도 환자들은 충분한 설명을 들을 수 없다. 특히나 현재 의료체계에서는 치료 중심 진료서비스만을 받기에 사전에 위험요소를 관리하는 예방의학서비스를 받긴 더욱 힘이 든다.

류마티스 관절염을 포함해 전신홍반루푸스, 쇼그렌증후군, 전신경화증, 염증성 근육염, 혈관염 같은 자가면역질환은 활성산소로 질환이 악화되고 모두 폐섬유화와 밀접한 관련 있다. 특히 전신경화증 경우 피부와 모든 장기에 염증과 섬유화를 일으킨다.

활성산소는 유해산소라고도 한다. 우리가 호흡하는 산소와는 완전히 다르게 불안정한 상태에 있는 산소이다. 환경오염과 화학물질, 자외선, 혈액순환장애, 스트레스 탓에 산소가 과잉생산된 것이다. 이렇게 과잉생산 된 활성산소는 사람 몸속에서 산화작용을 일으킨다. 이렇게 되면 세포막, 디앤에이, 그 밖에 모든 세포구조도 손상당하고 손상 범위에 따라 세포가 기능을 잃거나 변질된다. 이와 함께 몸속 여러 아미노산을 산화시켜 단백질 기능을 떨어뜨린다. 이처럼 활성산소는 여러 질병의 발생과 노화에 관여한다.

  천식, 만성폐쇄성폐질환도 활성산소로 악화될 수 있는 대표 질환이다. 천식은 환경 변화에 따라 어느 정도 좋아질 수 있는, '가역적인' 기류제한을 특징으로 하는 질환이다. 만성폐쇄성폐질환은 원래대로 되돌리기 어려운, '비가역적'인 기류제한을 특징으로 하는 질환이다. 기류제한은 유해한 입자나 가스 흡입으로 발생한 비정상 염증반응에 동반되며 점차 진행하게 된다. 이러한 호흡기질환의 발생원인 가운데 중요한 역할을 하는 인자들로는 크게 만성 염증, 활성산소로 인한 산화 스트레스(oxidative stress) 같은 것을 들 수 있다.

  이 질환들은 산화성손상에 매우 취약하기 때문에 분진이나 흄, 가스 노출 또는 음용수와 식품의 오염을 통해 체내 염증과 산화성 손상을 일으킨다. 활성산소는 기존 질환을 악화시키고 폐섬유화와 같은 새로운 질환을 발생시키기도 한다. 가습기살균제와 같은 유해한 화학물질에 노출되어 260명(2016년 8월 기준)에 이르는 산모와 어린이들이 목숨을 잃었다. 유해화학물질 같은 생활 속 건강의 위험요소를 찾아내 사전에 관리하는 것이 무엇보다 중요하다.

과민하고 병약한 체질은 어릴 때부터 만들어지기 때문에 어린이가 유해요인에 노출되지 않는 것이 중요하다. 어린이는 면역력이 약해 어른보다 여러 질병에 노출되기가 더 쉽다. 이를테면 감기가 감기에서 그치는 것이 아니라 폐렴으로 이어지는 식이다. 특히 어린이는 외부 환경에 매우 취약하다. 성장발달이 빠르고 미성숙한 몸과 조직을 가지며, 약한 면역체계를 지녀 환경 위협에 더욱 민감하기 때문이다. 아울러 걷지 못하고 기어 다니는 유아는 스스로 보호할 수 없어 여러 환경오염물질에 무작위로 노출될 수 있다.

따라서 부모들은 아이들이 탈 없이 성장과 발달을 할 수 있도록 건강한 먹을거리 섭취와 깨끗한 놀이 공간, 그리고 적정

운동량과 숙면 여부를 세심하게 챙겨야 한다. 면역체계가 충분히 발달하기 이전 알레르겐에 반복 노출하는 것은 면역계를 과민하게 만들어 식품알레르기, 아토피피부염, 천식, 비염을 만들고, 이들 아토피질환이 활성산소에 심각하게 노출되면, 여러 장기 손상으로 발전되기도 한다. 아이 때부터 알레르겐과 활성산소에 반복 노출되지 않도록 하는 것이 전신성 홍반성 난창과 같은 중증 자가면역질환, 폐섬유화, 천식, 만성폐쇄성폐질환을 예방하는 실제 방법들이다.

생활처방전

활성산소가 생기는 것을 예방하는 방법
1. 내 몸에 맞는 적합한 직업 선택하기.
   전신성 홍반성난창(SLE), 류마티스관절염(RA), 천식, 만성폐쇄성폐질환(COPD) 같은 활성산소 노출에 매우 취약한 사람은 제철공장, 탄광, 주물공장, 도금공장 등 독성물질 노출이 많은 사업장 근무를 하지 않도록 한다.
2. 황사, 매연, 중금속을 많이 함유한 미세먼지 노출 피하기.
   불가피한 경우 황사 마스크를 반드시 착용한다. 외출에서 돌아온 뒤 몸에 남은 미세먼지를 잘 씻는다.
3. 활성산소 줄이는 건강한 식습관 갖기.
   활성산소로부터 우리 몸을 지켜주는 항산화제가 많은 현미밥, 5가지 넘는 색깔 채소, 과일을 날마다 먹는다.
4. 가공식품과 육류 피하기.
   식품첨가물이 많이 들어간 가공식품류는 활성산소를 많이 일으키기에 피해야 하며, 붉은 고기와 가공육류 역시 암발생 위험을 높이고 활성산소 발생이 많아 피하는 것이 좋다.
5. 운동을 때맞춰 하기. 활성산소로 인한 질환 발생과 노화 촉진으로부터 건강하게 지켜준다.

건강처방전 #028

배설물사회에서 사는 법

권성실 안성의료협동조합 우리생협의원 가정의학과 의사이다. 안성 시골마을에 터 잡고 일하면서 텃밭도 일구고 순환하는 삶을 배우며 지역공동체를 함께 만들어 가고 있다.

나는 서울에서 태어나 자랐지만 왠지 시골이 좋았다. 학생 때부터 안성으로 진료활동을 다니다가 안성에 터를 잡고 살게 됐다. 두어해 전부터는 시골마을로 이사 와서 텃밭농사도 짓고 동물들도 키우고 있다.

봄이면 여기저기 정리를 한다. 닭장도 청소하고 집 뒤에 있는 덤불도 긁어낸다. 도시에서는 청소하면 쓰레기가 나오기 마련인데 여기선 자원이 나온다. 모두 훌륭한 퇴비가 된다. 1년 동안 퇴비장에 모인 음식물쓰레기, 생태변기에서 나온 배설물이 흙처럼 변해 퇴비가 되어 있다. 이것들이 밭에 들어가면 싱싱한 채소와 열매를 나에게 돌려준다. 이렇게 생명이 돌고 돌아야 하는 것인데 그동안 아파트에서 어떻게 살아온 것인가 생각하면 답답하다. 물론 지금도 많은 자원을 사용하고 많은 쓰레기를 내어 놓는다.

사람들의 건강도 그렇다. 끊임없이 우리 삶에 뭔가를 꾸역꾸역 집어넣고 있다. 배설물은 뒤돌아보지 않는다. 주변을 돌아보면 맛난 것들이 즐비하고 입맛을 유혹한다. 광고를 보면 별로 좋아하지 않던 음식도 먹고 싶어진다. 늘 소비해야 하고 소비하기 위해 돈도 많이 벌어야 한다. 날마다 아침부터 밤늦게까지 다른 사람보다 열심히 일해야 하고 상품성이 높은 사람이 되기 위해 자신에게도 무언가를 항상 투자한다. 바쁘니까 즉석식품을 찾고, 올바로 먹는 것에 시간을 투자한다는 것은 바보 같은 일로 여긴다. 그러면서 몸은 병들어가고 벌어놓은 돈은 병을 치료하기 위해 다 써버린다. 악순환이다. 내가 생산력을 잃게 되면 사회는 나를 돌아보지 않는다. 사람이 배설물이 되어버린다.

나는 진료실에서 "그 직업 그만두라."는 소리를 종종 한다. 엊그제는 30대 초반 남자가 찾아왔다. 고혈압, 그것도 150/110이나 되는 고혈압에 콜레스테롤 수치까지 높다. 아직 창창하고 젊디젊은 나이인데 말이다. 그 남자는 두 시간씩 버스를 타고 가 높은 빌딩에서 땅 한번 밟아보지 못하고 하루 종일 일을 하다 다시 두 시간이 넘게 걸려 집에 와 저녁도 늦게 먹고 운동할 시간도 없이 살아가고 있다. 그 병은 운동 부족과 과로, 스트레스에서 비롯된 것이다.

10여 년 전만 해도 50대나 돼야 고혈압이 발병하지 30대 고혈압은 보기 힘들었는데 최근 들어 꽤 많이 늘고 있다. 계속해서 그 일을 하는 것이 옳을까? 먹고 살기 위해서는 어쩔 수 없을까?

 탐욕에 찌들어 있고 그래서 사람들을 일의 노예로 만들며 끊임없이 소비하고 엄청난 배설물을 배출하는 사회에서는 우리의 건강을 지킬 수가 없다. 건강이 공동체의 책임, 국가의 책임이 아니라 온전히 개인의 책임인 사회도 마찬가지이다.

 우리가 농약을 안 친 채소와 건강한 식품을 사 먹으면 생산자는 점점 더 농작물에 농약을 치지 않게 되고 식품에 첨가물을 넣지 않게 되며, 그러면 환경은 우리를 더 건강하게 만들어 준다. 서로 순환하며 생명이 살아난다. 하지만 즉석식품만 찾고 건강하지 못한 음식을 먹게 되면 동물들은 고통스럽게 공장식 사육을 당해야 하고 환경은 파괴되고 쓰레기는 넘쳐나 우리 몸은 병들어간다. 악순환이 계속된다.

 의료협동조합에서는 현미와 채식을 주로 하는 '건강실천단'을 운영하고 있다. '먹는 것으로 세상을 바꾸자'고 한다.

 작고 소박하며 조금 비어 있는 듯하지만 그래서 순환이 되고 생명이 살아나는 삶, 그래서 모두가 함께 건강해지는 삶을 기대해 본다. 봄이 되어 머리를 내미는 꽃봉오리, 밀고 올라오는 푸릇푸릇한 싹들이 참 좋다.

생활처방전

1. 하루에 한 시간 넘게, 일주일에 하루 넘게 휴식을 취하고 운동하며, 내 몸과 마음을 돌보는 시간을 갖는다.
2. 식재료 가운데 가장 좋은 것은 직접 가꿔 먹는 농산물, 다음은 이웃이 키운 농산물(로컬 푸드), 멀더라도 정성껏 키운 친환경농산물(생협 생활재)이다. 인스턴트 음식은 모두를 위해 피한다.
3. 많은 것을 소유하고 많은 것을 먹으려 하기보다는 적게 가지고 적게 먹으면서 깊게 사귀고 들여다보는 삶은 어떨까?

건강처방전　　　　　　　　#029

상처를 나누고 극복하기

현승은 수원의료복지사회적협동조합 새날한의원 원장이다. 병이 걸리기 전 삶의 다양한 면에서 건강을 도모하는 의사로 일하고 싶어 협동조합과 함께 하게 되었다. 체질의학, 척추자세 교정과 운동, 정신의학에 관심이 많다.

세월호가 가라앉을 때 우리 마음도 물속에 함께 가라앉았다. 바닥을 위로 쳐들고 가라앉는 세월호 사고 장면은 많은 사람들 뇌리에 잊지 못할 충격을 남겼다. 그것은 기본부터 송두리째 뒤집혀진 우리 사회를 상징하는 장면이었다. 인명구조는 속수무책이면서 언론을 통제하고 책임 떠넘기기엔 누구보다 재빠른 정부 태도 탓에 더욱 분노했다. 사람 목숨을 두고 일어났던 이해할 수 없는 일들이 바로 이 사회 맨 얼굴이었기 때문에 더 크게 절망했는지도 모른다.

이 상처를 어떻게 극복해야 할까? 정부는 마치 은혜 베풀듯 유가족과 안산시민들의 심리치료를 지원하겠다고 했다. 외부 전문가들을 동원한 심리 상담이나 정신의학은 짧은 기간 안에 개인의 상처를 진정시키는 데에 도움을 주겠지만, 비탄에 빠진 사회 전체에 희망을 줄 수는 없다.

자식을 잃은 슬픔에 빠져 붓다를 찾아온 한 여인이 있었다. 붓다는 그 여인에게 지금껏 한 사람도 죽지 않은 집에 가서 겨자씨를 얻어오라 했다. 여인은 집집마다 다녀보았지만 죽음을 겪어보지 않은 집은 없었다. 빈손으로 돌아온 그녀는 고통을 받는 사람이 자신만이 아님을 깨닫고 수행을 떠났다고 한다. 이 이야기는 어떤 고통이나 불행도 혼자만 경험하는 것이 아니니 유가족의 고통도 언젠가 사라질 것이라고 위로하려는 것이 아니다. 어찌했던 인생은 고통의 바다이며 자신과 같은 시련을 겪는 사람이 있다는 사실을 알게 될 때, 다른 사람을 가엾게 여기는 자비심이 생긴다는 것이 본래 불교의 가르침일 것이다.

이 이야기에서 우리가 상처를 어떻게 치유해야 하는지 깨달음을 얻었다. 세월호 사건에서 가장 감동스럽고 아름다웠던 모습은 유가족들의 고통을 자신 일처럼 받아들이고 같이 울어준 사람들이다. 멀쩡히 살아가는 것이 미안하다며 용서를 구했던 단원고 졸업생들, 삼풍백화점 붕괴사고로 자녀를 잃었던 경험이 떠올라 유가족을 위로해 주기 위해 진도까지 달려왔다던 자원봉사자들, 희생 당한 아이들이 내 자식들 같아 이끌리듯 분향소에 찾아와 같이 슬퍼했던 수많은 사람들, 지금도 소식을 들을 때마다 순간순간 울컥한 마음을 주체하지 못하는 사람들…. 세월호 참사는 결국 우리가 모두 같은 배를 탄 사람들이라는 걸 뼈저리게 알려주고 있다.

조금만 더 눈을 돌리면 같이 울어줘야 할 사람들은 세월호

에만 있지 않다. 막대한 손해배상청구소송에 죽음으로, 철탑으로 내몰리는 노동자들, 삶의 터전을 빼앗긴 밀양 어르신의 기막힌 현실도 결국 바로 내 일이 될 수 있다. 소수만을 배불리기 위한 자본주의 체제에 대항하여 오늘도 곳곳에서 이뤄지는 작은 투쟁들이야말로, 이 '비보호' 국가에서 우리의 삶을 지켜주고 있는 소중한 보루이다.

  우리는 아픔을 겪는 사람들과 같은 존재이다. 우리는 고통을 통해 연결될 수 있다. 지켜주지 못해 미안하다는, 잊지 않겠다는 다짐도 시간이 지나면 점차 잊힐지 모른다. 하지만 유가족들이 받은 심리 외상은 오히려 일상으로 돌아온 지금부터 더 깊어질 것이다. 잊지 않고 기억한다는 것, 무력해진 자신을 일으켜 세운다는 것, 고개를 돌려 주위에 소외되고 고통받는 목소리에 더 관심을 갖고 연대하는 것과 같은 말이다.

  그동안 바쁘다는 핑계로 아픔의 현장에 무관심했던 것을 반성한다. 현장과 연대할 수 있도록 좀 더 시간을 내고 아픔의 한복판에서 활동하는 단체들을 좀 더 후원하기로 마음먹는다. 내가 속한 의료복지사회적협동조합도 조합원의 힘을 모아 의료지원, 자원봉사활동으로 함께할 계획이다. 이런 실천과 행동들이 무겁게 짓누르던 마음을 극복할 수 있는 힘을 줄 것이다. 상처를 공유하는 것은 우리 스스로를 치유하기 위한 첫걸음이자 희망을 발견하기 위한 걸음이 될 것이다. 아픔의 자리와 희망의 자리는 같은 곳이라는 것을 새삼 확인한다.

생활처방전

1. 의료협동조합 건강정의 가운데 "아픔은 나에게 일어난 일이지만 나 혼자만의, 너 혼자만의 책임이 아니다. 우리는 그 어떤 아픔에 대해서도 공동책임이며 연대 책임이다."라는 구절이 있다. 명상하듯 차분한 마음으로 이 말의 의미를 곱씹어 보길 권한다.
2. 연대의 마음을 행동으로 표현하자. 세월호 유가족들이 다시 단식을 이어가며 온몸으로 병든 사회와 싸우고 있다.

건강처방전   #030

내가 겪은 메르스

강대곤 우리나라 최초 의료생협인 안성의료복지사회적협동조합의 서안성의원 가정의학과 의사로 일한다. 어른 아이 허물없이 이웃 같은 안성마을 주치의로 사람들 곁에서 평화롭게 나이 들어가는 기쁨을 맛보며 살고 있다.

"들으셨어요? 메르스(중동호흡기증후군) 사망자가 생겼는데, 이 동네 분이래요. 시내버스 회사 간부인데 그 회사 운전기사들이 모두 문병을 갔었대요."

"시내버스를 타도 될까요? 우리 직원들은 시내버스 안 타고 자가용 승용차를 함께 타기로 했어요."

최초 사망자가 생긴 날 도착한 병원 행동지침 문서

평소에 텔레비전 뉴스를 즐겨보는 편이 아니다. 2015년 5월 20일에 최초 메르스 확진 환자가 있고서 뉴스가 메르스 사태를 알린 지 며칠이 지나도록 아예 알지를 못했다. 들어보지를 못했다. 1주일이 지나고서야 스치듯 들었고, 10일쯤 지나 에스앤에스에서 난리가 난 뒤에야 문제의 심각성을 알게 되었다. 내가 일하고 있는 곳은 최초 환자 발생지와 같은 생활권인데 공식으로 병에 관한 아무런 정보를 들은 바가 없었다. 그러므로 소문을 듣고 에스앤에스를 통해 사태를 파악하고 기사를 찾아보고, 질병관리본부 지침을 찾아보기 시작한 것은 사태가 발생하고서도 한참 뒤였다.

그 다음 날 우리 지역에서 최초 사망자가 나왔다는 이야기를 들었다. 바로 우리 동네에서 전염병 환자가 생겼으나 아는 바가 없었다. 신문 기사에는 에이병원, 비병원, 씨병원, 디병원에서 환자가 있었다고 보도했다. 계속 소문만 무성했다. 메르스 최초 사망자는 어느 아파트에 산다더라. 어느 학교 학생이 의심환자라고 하더라. 병원에 가면 안 된다더라. 학교에 가면 안 된다더라.

최초 사망자가 생기던 날 질병관리본부에서 '중동 호흡기 증후군 의심환자 내원시 행동지침' 문서가 도착했다. '대응 개요- 38도 이상의 발열과 기침, 호흡곤란 같은 호흡기 증상 또는 폐렴 또는 급성 호흡 부전이 있다. 예. 증상 시작 전 14일 이내에 중동 지역에 여행하였거나 중동호흡기 증후군 확진 환자와 접촉하였는가. 예. 그렇다면 환자를 격리하고 관할 보건소에 즉시 신고하라. 중동 호흡기 증후군 코로나 바이러스에 의한 호흡기 감염증. 치명률 30~40퍼센트. 잠복기는 최소 2일에서 최대 14일까지. 예방백신과 치료제 없음.'

이때만 해도 발열의 기준은 38도였다. 환자와 접촉의 기준은 2미터 이내에 머물거나 같은 병실에 있던 경우를 의미했다. 어느 병원에서 접촉 가능성이 있는 것인지 알 수는 없었다. 답답해하고 있으니 검색을 해서 알려 주는 사람도 생겨났다.

"에이병원은 아산에 있는 어디고요. 비는 평택 어느 병원이라네요. 환자는 지금 어디 어디에 있다고 해요." 그런 소문들을 다시 편집한 것들이 돌아다녔다. 이 정보라도 보고 다시 그림을 그려가며 대응을 해야 했다. 그런데 그 모든 것이 다 소문 수준이라 믿을 수 있는 것이 없었다. 며칠 더 불안과 불만과 불신의 시간이 흘러갔다. 환자들은 웬만하면 병원에도 오지 않았다. 외래환자가 급감했다. 불안의 정점에 서울 시장의 긴급 기자회견이 있었고 2일 뒤에야 정부는 정보를 공개했다.

메르스 의심환자를 진료한 날

지난 한 달 동안 메르스 때문에 많은 생각을 했다. 많은 사람들이 많은 생각을 했다. 메르스는 의료문제이기도 하고 사회문제이기도 하며 정치문제이기도 했다. 많은 것을 알고 많은 것을 또 모른다. 메르스 바이러스 때문에 '코로나 바이러스'라는 것까지 이제 어렵지 않은 단어가 되어버렸다. '비말 전파'와 '공기전파'의 차이까지 알게 되었다. 하지만 메르스의 잠복기가 얼마인지, 지역사회 전파가 되는 것인지는 아직 잘 모른다.

　메르스가 발생한 뒤에 정치와 행정의 책임자는 병원 공개를 안 하고 정보를 통제해 돌이킬 수 없는 사태가 벌어졌다는 것에 대해 이제 거의 대부분 국민이 알게 되었다. 이 나라는 왜 이렇게 이런 사태에 대처를 잘 못하는지 이상할 정도다. 메르스 사태로 병원도 경영 상태가 어려워지고, 지역 경제가 어려워졌다고 한다. 경제가 큰일이라고 경기 부양책도 나오고 있다. 생명이 문제냐, 불안이 문제냐, 경제가 문제냐 생각을 많이 한 셈이다.

　우리 병원이 있는 지역은 메르스 관련해 뜨거운 곳이다. 최초 발생한 평택과 같은 생활권이고 이 지역에서 초기 사망 환자도 발생했다. 실제 3주 전 진료실에서 메르스라고 의심할 만한 환자를 보았다. 다리도 아프고 허리도 어깨도 아픈, 온몸이 아픈 막연한 몸살로 내원한 환자. 문진하고 체온을 측정하였다. 딱 14일 전까지 메르스 발병 병원에 아내가 입원했었고, 본인은 날마다 간병하러 오갔다고 한다. 미열이 있다. 그동안 환자 발병과 관련한 보도를 살펴보니 미열만 있는 메르스 환자도 있었고, 호흡기 증상이 없는 환자도 있었다고 한다. 잠복기라고 알려진 2주를 훌쩍 넘겨서 발병한 경우도 있었다. 지금 내 앞의 환자도 메르스가 아닐 가능성이 높지만 메르스일 수도 있다고 생각했다. 의심 신고를 해야 할 것인가 잠깐 고민하다가 보건소에 신고했다. 환자는 자가 격리와 함께 검사를 받았다.

48시간 자가 격리를 마치고

보건소에서는 우리 의료진의 격리에 관해서는 옳으니 그르니 별 말이 없었다. 어떻게 할까. 내부 회의를 거쳐 의심 환자와 접촉에 의한 전파 가능성을 두고 고민한 끝에 3인은 우려가 된다고 판단했다. 우리 병원은 한나절 폐쇄하고 구석구석 소독하고, 접촉한 의료진은 자가 격리에 들어갔다.

 마음이 심란하다. 진료를 약속한 환자를 못 보게 되는 것도 걱정이고, 집에서 격리하는 것도 복잡할 것 같았다. 집에 학생이 두 명이나 있는데, 메르스 환자를 보는 의료인의 가족인 학생은 학교에서도 기피 대상이라고 들었다. 집에 연락하고 일단 집에 들어서면서 가족들과 모든 접촉 가능성을 나름대로 차단했다. 방 하나를 격리실로 정하고 그 방에서 옷 갈아입고 잠도 자고 식사도 하기로 했다. 격리 이튿날은 다른 가족이 학교 가고 직장에 나간 뒤에 격리 방을 열었다. 하루 종일 집에 있으려니 그것도 참 힘들었다.

다행히 의심 환자의 검사 결과는 48시간 간격을 두고 두 번 다 음성이었다. 우리 병원 의료진도 격리를 해제했다. 그 뒤 아침마다 메르스 환자 발생 지역과 경유병원을 확인해 게시하고 있다. 조금이라도 의심스러우면 확인 또 확인하고 어렵게 환자를 보고 있다. 어제 내원한 고혈압 환자는 약을 타러 올 날짜가 2주나 지나서 내원하셨다. 혈압이 아주 높다.

"왜 이렇게 늦게 오셨어요? 약을 많이 거르셨겠네요."

"약은 벌써 떨어졌어요. 병원에 가면 병을 얻을 수 있다는데 무서워서 올 수가 있어야지요."

처음부터 환자관리와 병원에 대한 정보공개가 잘 되었으면 이렇게 되지는 않았을 것이라는 생각을 자주 한다. 정부는 정보를 공개하고 질병 자체에 대해 대처하기보다는 경제를 먼저 고민했던 것 같다. 혹은 시민들에게 알리면 필요 이상으로 혼란스러울 것이라고 생각했을까. 그냥 잘 몰라서 그렇게 했을까. 아니면 관심이 다른 데 가 있었나? 정책 결정에서 고려해야 할 여러 가지 가운데 우선순위에서 올바르지 않은 선택을 한 것은 분명했다.

생활처방전

메르스 혹은 전염성 호흡기질환을 예방하는 방법
1. 물과 비누로 손을 자주 씻기.
2. 씻지 않은 손으로 눈, 코, 입을 만지지 말기.
3. 기침, 재채기를 할 때 휴지로 입과 코를 가리고 휴지는 반드시 쓰레기통에 버리기.
4. 발열이나 호흡기 증상이 있는 사람과 접촉을 피하기.

건강처방전 #031

빈의자 의사회 이야기

곽병은 강원도 원주시 원주의료복지사회적협동조합 밝음의원 의사이다. 1991년 사회복지시설 갈거리사랑촌을 세워 활동하다 2015년에 퇴직했다. 원주교도소 의무과장으로 10여 년 동안 근무하기도 했다. 날마다 원주천을 걸으며 10년 넘게 사진을 찍었고 사진전도 열기도 했다.

의료와 봉사는 떼려야 뗄 수 없는 관계이다. 봉사 마음이 없는 의료는 돈벌이 기술에 지나지 않고, 봉사에 가장 큰 가치를 두는 것이 의료이기 때문이다. 사실 어려운 이웃을 진료하며 돕겠다는 생각은 흰 가운을 입은 의료인이라면 누구나 다 가지고 있을 것이다. 환자의 고통을 치료해 주는 것은 봉사 가운데 가장 큰 봉사일지도 모른다.

실제로 자신의 병원에서 남에게 알리지 않고 선한 일을 하고 있는 의료인이 얼마나 많은가. 의료인은 의대에 들어올 때, 처음부터 아픈 사람을 돕겠다는 선한 마음을 가지고 있다. 어떤 의사는 자신의 병원에서 돈이 없는 환자에게 돈을 안 받고 진료해주고, 어떤 의사는 주말에 양로원이나 복지시설에 가서 무료 진료를 해주고, 마음은 있지만 시간이 없는 의사는 복지시설에 후원금을 보내거나 불우 청소년을 위해 장학금을 내기도 한다. 내 주변에도 이런 의사 분들이 많이 있다. 이렇게 의료인은 사회에서 지식인으로서 역할을 하며 또한 그러한 사회적 책무도 가지고 있다. 그 한가운데 의료생활협동조합이 있다고 생각한다.

혹시 '빈의자의사회'라고 들어보았는가? 무료진료 봉사를 하고자 하는 의사들의 모임으로 '빈곤층 의료지원 자원봉사 의사회'의 줄임말이다. 항상 빈 의자이기 때문에 지치고 힘든 사람은 언제든 앉아 쉴 수가 있다는 뜻도 들어 있다. 2년 전 원주에서 개원의들이 마음을 모아 만든 모임이다. 돈이 없어 진료를 받지 못하는 의료사각지대를 해결해 보자는 것이 이 모임의 본뜻이다. 내과, 정신과, 안과, 비뇨기과 같은 여러 개원의와 치과, 한의원을 포함 현재 16명 개원의가 참여한다.

지역주민자치센터나 보건소를 통해 진료가 필요한 주민이 1차 밝음의원(원주의료사회복지협동조합)에 의뢰하면 진료와 상담을 하고 필요한 2차 전문의료기관에서 진료를 받게 된다. 다양한 과가 모두 있는 무형의 자선종합병원이 되는 셈이다. 참여하는 의사는 자신의 병원에서 쉽고 편하게 의료봉사에 참여할 수 있다. 참여 약국도 두 곳이 있다. 입원이 필요하면 업무협약이 되어 있는 원주의료원이나 연세대 원주대학병원으로 의뢰해 실비로 진료를 받고 있다. 비회원 의료기관에서 진료비나 입원 진료비 같이 부득이하게 발생한 진료비는 회원들의 연회비로 만들어진 기금에서 지불한다.

이것은 민관(民官)의 협조체계로 지역 의료기관들이 뜻을 모아 지역의 필요한 사업을 이루고 있는 좋은 사례이다. 앞으로 빈의자 의사회에 참여하는 의료기관도 차차 많아지고 대상자의 폭도 넓어져 더욱더 활성화 되고 지역에 필요한 단체로 자리 잡으리라 믿는다. 사실 의료봉사단체가 광고하고 적극 활동을 펼칠 수가 없는 것은 지역에 있는 다른 의료기관에 피해를 주지 않을까 조심스럽기 때문이다.

다문화가정의 한 일본 여성이 원주시 복지정책과의 의뢰로 빈의자의사회의 도움을 받아 치료를 받았다. 그 뒤 인사 와서 후원금을 내겠다는 경우도 있었다. 진료받고 눈물을 글썽이며 고맙다고 말하는 환자도 있었다. 환자의 고통을 들어주고 혼자서는 풀 수 없던 문제를 함께 해결해 보자고 하는 것에 대한 고마움이고 눈물이었다.

물질과 경쟁이 우선시되고 인간과 생명이 경시되고 점점 각박해지는 우리 사회현실에서 의사가 존경 받는다는 말이 먼 옛날이야기 같이 되어버렸다. 다시 의료의 바탕인 봉사하는 의료가 필요하다. 특히 의료의 사회공익성을 강조하는 의료생활협동조합에서 봉사활동은 더욱 강조돼야 할 것이다.

생활처방전

1. 출퇴근길을 이용해 걷는다.
   나는 출퇴근 차를 10분 거리 떨어진 원주천 둔치에 두고 아침에 2,30분,
   저녁에 1시간 넘게 걷는다. 하루 1시간 반에서 2시간 걷기가 건강을 지키는
   최소한 운동이라는 생각으로 꾸준히 하고 있다. 원주천을 걸으며
   자연과 만나는 시간은. 마음이 즐겁고 여유를 갖게 해준다. 가까이 자연의
   보고가 있음을 알게 된다.
2. 이웃에 대한 관심을 가지고 주위에 도움이 필요로 하는 곳을 돌아본다.
   내 경우 일요일마다 천주교 공소에서 주일예절을 보고 노인병원에 가서 2시간
   정도 말벗도 되어주고 마사지와 관절운동도 해드리고 있다.

건강처방전   #032

건강카페 '꿈땀'의 재미난 실험

조규석 부천의료협동조합을 창립하고 현재 이사장을 맡고 있다. 순천향의대 외과 교수로 위암 수술 전문이다. 아픈 만큼 치료받고 가진 만큼 지불하는 사회를 위한 활동에 꾸준히 참여하고 있다.

부천의료협동조합에는 조금 특별한 공간과 조직이 있다. '건강카페'라는 이름이 붙었다. 조합원들이 아무 때나 찾아와 따뜻한 차를 마시고 수다를 떤다. 건강한 관계도 짓고 여러 건강 관련 실천 활동도 한다. 건강카페 '꿈땀'에는 건강사업을 빼곡히 채워가는 '꿈따미'들이 함께한다.

의료기관이 없는 의료협동조합

처음에 다들 '의료기관이 없는 의료협동조합'이 가능한 것인지 의문을 가졌다. 걱정도 많았고 우려도 했다. 지자체 의료협동조합 담당공무원들조차도 그럴 거라면 다른 협동조합을 하라고 할 정도였다. 하지만 여러 의료복지사회적협동조합이 300~500명 남짓 조합원으로 의료기관부터 먼저 개설한 뒤 어떠한 일을 겪었는지 알고 있다. 의료기관이 오로지 진료 수입에만 매달려야 하는 상황에 놓이면 일부 조합원에게 끊임없는 희생을 강요할 수밖에 없다. 일상 건강실천 활동은 시작도 못한 채 오래지 않아 지치고 실망하며 포기하는 상황에 이르게 된다. 이렇게 뻔히 예상되는 상황을 알면서도 밀어붙이는 것은 바람직하지도 않고 그렇게는 뿌리를 내리지 못한다.

우선 유지 가능한 조합원들이 모였을 때 의료기관을 열어야 자연스럽게 자리를 잡을 수 있다는 것을 설득했다. 결국 이사진과 500명 조합원들의 뜻을 모아 창립총회를 열었다.

처음 한 일은 '건강카페 100인회'를 만드는 일이었다. 활동 조합원이 20여 명 남짓이었을 때부터 건강카페를 기획했다. 이사들조차도 처음에 긴가민가했다. 하지만 조합원 100명 정도가 함께 건강카페 개설에 마음을 모은다면 포기하지 않고 계속 이어갈 수 있는 바탕이 되리라 생각했다. 결국 조합원 101명이 건강카페 개설에 함께했다. 희망의 종이비행기를 날리며 첫걸음을 뗐다. 이렇게 2015년 9월 부천의료복지사회적협동조합 건강카페 '꿈땀'을 열었다. 의료기관은 없지만 건강공동체 활동이 활발하다. 건강카페에 많은 조합원들이 참여해 여러 건강 프로그램을 진행하고 있다.

건강은 의료기관에서 지켜지는 것이 아니다. 자신의 몸 상태를 본인이 잘 알고 스스로 지켜야 한다는 것을 많은 조합원이 몰랐다. 사람들은 대체로 '무병장수'라는 건강 기준을 스스로 만들어 놓고, 어떤 질환이라도 생기면 스스로 건강과는 먼 사람으로 자책한다. 아울러 질병 관리를 무조건 의료인에게만

의지해 스스로 역할을 축소한다. 건강하게 산다는 것은, 누구나 질병에 걸릴 수 있음을 받아들이고 자신의 몸에 불편한 곳을 잘 이해하고 관리하며 사는 삶이다. 건강에 대해 스스로 주체가 되어야 건강하게 살 수 있다.

스스로 몸을 돌보고 실천하기

건강카페 '꿈땀'은 조합원들 몸 상태를 점검해주는 '건강하데이' 프로그램을 때맞춰 진행하고 있다. '건강하데이'는 2, 4주 화요일 오후와 2번째 일요일 오후, 조합원 가운데 의료인이 건강카페 '꿈땀'에 상주하며 상담하는 방식으로 운영한다.

가능하면 건강보험공단의 건강검진을 받은 뒤 결과지를 가지고 '꿈땀'에 방문할 것을 권한다. 기본 문진과 스트레스 지수, 건강나이, 식생활 측정, 일상 활동 정도를 담은 설문지를 직접 작성한다. 체성분 측정으로 근육량과 비만도를 알아보고 혈압과 혈당도 측정한다. 일상생활을 수행할 수 있는 신체 능력을 평가하기 위해 심폐지구력, 근지구력, 순발성, 유연성, 민첩성 같은 기초체력을 알아보는 활동도 함께 진행한다.

한 조합원이 와서 모든 과정을 마칠 때까지는 30~40분 정도 걸린다. 모든 검사를 마치고 주치의에게 상담을 받게 되면 모두 40~60분 정도 시간이 필요하다. 주치의는 조합원의 몸과 마음 상태를 파악한 뒤 문제 되는 부분을 조합원과 같이 이야기 나누며 원인을 찾아본다. 이러한 문제를 어떻게 해결할 수 있을지 역시 조합원과 함께 논의한다. 비만도 아니고 건강검진에 이상이 없다며 자신만만하게 '건강하데이'에 임했던 어느 조합원은 심폐지구력이 평균 아래로 드러났다. 자세히 문진한 결과 오랜 시간을 운동을 해본 적이 없었고, 지속적인 계단 오르기 운동을 처방한 뒤 3개월 뒤 다시 검사하기로 했다.

비만이지만 활동이 많은 조합원은 건강검진이 정상일지라도 비만이 더 진행되지 않도록 걷기나 태극권 같은 유산소운동을 처방하기도 한다. 또 아이 문제로 평소 고민이 많았던 여성 조합원의 경우 '건강하데이'에서 검사와 상담한 결과, 기본 식생활과 일상 활동에는 문제가 없었지만 스트레스 지수가 고위험군으로 분류됐다. 상담 결과 엄마의 결혼 생활에 대한 스트레스가 아이에게 영향을 미쳤던 것이다. 엄마에게 명상 프로그램을 소개해주며 고민을 조절할 수 방법을 배우도록 처방했다.

앞으로는 100일 동안 건강을 관리하는 프로그램도 진행해 보려 한다. '건강하데이'에 참여한 조합원들은 날마다 실천 내용을 에스엔에스에 공유한다. 건강일상을 나누며 서로 격려도 하고 힘을 보탠다. 건강카페 '꿈땀'은 지금도 재미나고 다채로운 실험을 계속하고 있다.

생활처방전

1. 기본을 지키는 운동을 꾸준히 한다.
    근력 운동 1주일 2-3회, 30분씩 1회, 조합원 근력운동 수업
    걷기 1주일 5-7회, 60분 1회, 4-5명씩 조를 짜서 격려하며 점검한다.
    계단 오르기 1일 36층
    스트레칭 1주일 2-3회, 60분 1회, 요가 혹은 몸 펴기
2. 스트레스 지수가 높은 분께는 명상을 권한다.
3. 삼백(밀가루, 설탕, 소금)은 멀리하고 거친 음식을 먹자.

건강처방전 #033

마을이 사람을 돌본다

이훈호 충남 홍성우리마을의료생협 의사이다. 공중보건의료 활동으로 왔던 충남 홍성 지역에서 농촌에서 협동하는 사람들을 만난 뒤 지금까지 살고 있다. 농사짓는 젊은 가족이 아프지 않고 나이 들기, 평생 농사로 늙으신 어른들이 자신의 터전에서 남은 생애를 잘 보내는 것에 관심이 많다.

자연스레 죽어야 한다

의료생협을 준비하며 마을 분들과 이야기를 나눴다. 저마다 관심 있는 건강 문제를 이야기 하는 자리에서 마을에 계시는 선생님 한 분은 '너무 늦지 말고, 잘 죽는 것'에 대해 말을 꺼낸다. 높은 비율 사망 원인을 찾고 그것을 해결해 수명을 연장시키는 보건의료, 안티에이징이나 항산화라면 일단 좋다고 찾는 사회에서 선생님은 "나를 잘 죽게 해 달라." 하신다. 동네 할머니들도 "늙으면 자식들 고생시키지 말고 가야지." 하신다. 예전엔 그런 말을 들으면 '죽고 싶은 사람이 어디 있겠나. 말만 그런 거지.' 생각하며 우물쭈물 대답을 잘 못했다. 지금은 평생 동안 해마다 새 농사를 준비하려 지난 것들을 정리하고 갈무리하는 삶을 살아오신 어르신들 이야기가 다르게 들린다. "할머니, 가기 싫어도 가야지요. 이제 주변 눈치, 자식 걱정 말고 갈 때까진 즐겁게 살아요."라고 말씀 드린다.

다른 세대, 다른 삶이 모여 함께 만들어가는 것

할머니 한 분이 어깨가 아프다 하셨다. 비 오면 시기를 놓치니 빨리 마늘을 캐야 한다고 딱딱한 땅에 삽질을 하다 힘줄이 끊어져 팔을 올리질 못한다. 힘줄이 많이 찢어져 완전히 회복되기는 어려워 보였다. 그런 일은 젊은이들한테 도와 달라 했어야 했는데….

집 근처 논과 밭은 보통 어르신들이 보통 챙기고 돌본다. 하지만 모내기 하고, 감자 캐고, 풀 깎는 것 같은 어려운 일을 할 때엔 가까운 아들들이나 여러 가족, 손자와 손녀까지 모여 함께 일하는 곳도 있다. 꼭 옛날처럼 부모님을 모시고 같이 사는 것이 아니더라도 종종 함께 일하는 것을 보면 저렇게 서로 다른 세대가 모여 어우러져 가족이 되는구나 싶은 생각이 든다.

내가 있는 의원은 여러 논이 모이는 중간쯤인 마을 입구에 있다. 토요일 오전이면 부모님들은 아이들을 데리고, 할머니 할아버지는 일하기 전에 약을 타러 들린다. 평소에는 마을 토박이와 귀농인, 어르신과 젊은이가 이야기 나눌 일이 없지만 조그마한 의원 대기실에서는 다양한 사람들이 모여 농사짓는 이야기와 아이들 이야기, 동네 이야기를 나눈다. 기다리는 분들이 많으니 진료를 빨리 봐야겠다는 생각도 있지만, 편히 즐겁게 얘기 나누시니 '저렇게 서로 돌보는 것'이란 생각에 서두르지 않을 때도 있다. 처음 의료복지사회적협동조합을 만들

때 지역분들이 "'질병'은 사람을 돈이나 출신으로 구분하지 않으니 건강을 주제로 다양한 사람이 소통할 수 있으면 좋겠다."라고 말씀하셨기에 그런 풍경을 볼 땐 참 뿌듯하다.

마을이 사람을 돌본다

동네의원 근처에 사시던 할아버지 한 분이 돌아가셨다. 허리가 아프고 다리에 힘이 없어 동네의원에 와서 치료받고 집에 가실 때면 모셔다드리기도 했던 분이다. 집에서 마지막을 보내고 싶다 하셔서 집에도 몇 번 찾아가 불편한 것들을 봐드리기도 했다. 부음 소식을 듣고 할아버지 댁에 갔다. 가족들도 있었지만 '동네 청년'(자식들이 20살을 넘겼지만)분들이 오셔서 가시는 길을 챙겨드리고 있었다. 오래 전부터, 마을에 부고가 있을 때 그렇게 해왔을 것이다. 부고가 있으면 그 마을 분들은 아침부터 저녁까지 가족처럼 함께 한다. 일도 돕고 외롭지 않게 곁을 지켜준다.

생협의원이 있는 면 지역은 다른 농촌과는 다르게 40~50대가 많은 편이다. 50년 전 모두가 '고향을 떠나 서울로' 하는 시기에도 지역 학교가 '지역에 남아 땅을 가꾸며 협동하며 살자'라고 이야기하며 실천해서였는지도 모른다. 농한기인 겨울에는 여러 차례 어른들을 모셔 든든한 식사를 같이 나누고, 근처 온천에도 함께 간다. 이렇게 온천을 다녀오시면 며칠 동안 동네의원도 오시는 분이 없어 조용하다. 그렇게 '마을이 사람을' 돌보아온 것은 아닐까 생각해본다.

생활처방전

1. 부모님 자주 찾아뵙기, 이야기 잘 들어드리기, 어려운 일들이 있나 미리미리, 구석구석 살피기를 권한다. 어려운 일이 있어도 먼저 얘기하시는 부모님은 적다. 혹시 자식 어려울까 자식한테는 말도 못하고 주변 사람들만 괴롭히는 경우도 있다.
3. 자연을 가까이 한다. 쫓기듯 살아야 하는 도시 삶에서 가끔 한 걸음 떨어져 생활을 살피는 휴지기를 마련하길 권한다.

건강처방전　　　　　　　#034

말랑말랑한 우리의 건강을 위하여 – 오패산마을, 건강의집 이야기

홍종원 서울시 강북구 번동 오패산 일대에서 마을사랑방 '건강의집'(maeulclinic.blog.me) 의사이자 마을건강활동가이다. 주민들과 어울리고 청년들과 꿈을 나누며 재밌게 살고 있다. 건강실천단 모임과 생활건강자립연구소를 통해 의료복지사회적협동조합연합회와 인연을 맺고 있다.

정신 차리고 보니 병원과 진료실이 아니라 마을을 활동 공간으로 삼는 '마을건강활동가'를 자처하고 있다. 주민들을 만나고, 건강증진 활동을 기획하며 산다. 또 마을사랑방을 주민들과 함께 운영하면서 어르신들을 찾고 뵙고, 지역 청년들을 만나고, 마을 축제 같은 행사를 기획하기도 한다. 보건소, 문화예술교육 단체와 함께 '일상연구소 말랑말랑'이란 이름으로 지역아동센터 청소년 건강증진 프로그램도 진행하게 되었다.

보통 건강증진을 위해서는 혈액검사, 영상검사, 설문지 같은 방법을 통해 수치로 몸과 마음을 파악한 뒤, 비만이나 우울감 같은 비정상 혹은 병적 소견을 발견해 치료를 하거나 교화로 대상자를 변화시킨다. 하지만 나는 청소년 건강증진 프로그램을 기획하며 먼저 건강의 관점을 단순히 '몸의 건강'으로 한정하지 않고, 사회적 관계망을 넓히는 '관계의 건강'이라는 관점으로 넓게 해석했다.

따라서 신체 활동을 통한 몸의 변화뿐 아니라 문화예술교육을 통한 감수성의 발달이 중요 과제이다. 취약 계층인 지역아동센터 아이들이 건강하지 않은 습관에 대해 자책감을 느끼지 않고, 그저 온 마을과 청년들이 아이들 곁에 함께 있다는 것을 알도록 하고 싶었다. 아이들을 억지로 변화시키려 한 것이 아니라 아이들을 둘러싼 환경을 바꾸고 싶었다.

　건강점검을 위해서만 찾았던 보건소 강당이 즐거운 레크리에이션 장소로 바뀌고, 마을 사랑방을 통해 마을에 가깝게 접속하며 익숙한 장소를 새롭게 살핀다. 강사로 참여한 청년들과 운동하고 놀고 요리하며 아이들에게는 친한 언니 오빠가 생기고, 축제에 참여해 더 큰 세상과 만났다. 풍부한 감수성을 확인하고, 낯선 사람들과 만나면서 친밀한 관계를 맺고 함께 살아가는 이웃들을 알게 됐다. 축제 같은 곳에서 성과 있는 활동을 해냈다는 성취감도 느낀다.

　제한된 정보를 가지고 마을 곳곳을 찾아가며 문제를 푸는 '오패산 마을탐험' 프로그램에 참여하며 아이들이 낯선 어른들과 몰랐던 사람들에게 길을 물어보고 찾는 모습, 모여 앉아 담소를 나누는 어르신들과 부끄럽게 함께 사진 찍는 모습, 직접 요리 방법을 고민하고 미리 만들어 맛을 확인해 본 간식을 마을축제에서 판매하며 주민들과 소통하는 모습, 이런 순간들을 함께 겪으며 사전에 계획했던 것을 넘어 아이들과 강사들은 성장했다.

이렇듯 자기효능감과 풍부한 사회적 자본이 건강한 삶에 중요하다는 것은 이미 잘 알려진 사실이다. 건강증진을 위해 의료이용과 질병의 치료도 중요하지만 사회적 환경과 실제 생활환경 역시 중요하다. 다시 말해 가족과 관계, 이웃과 관계나 직업이나 소득, 정치 참여 같은 요소가 건강한 사회를 만드는 결정요인이 되는 것이다. 이 개념에 입각해 본다면 사회적 관계망의 확장은 아이들의 건강증진으로 이어질 수 있다.

열정에 가득 차 작품을 만들고 새로운 시도를 계속하는 아이들의 눈빛을 보며 강사로서 부족한 나를 발견하기도 했다. 한편 아이들과 다른 강사들과 함께 성장할 수 있어 행복한 시간이었다. 마음을 다해 지지와 지원을 해준 강북구보건소 건강증진과 과정 전체를 기획하고 진행해주신 지역의 문화예술교육 단체인 '청년플랫폼 아트봉다리'와 협업은 그 자체로 귀중한 경험이었다.

함께 맺은 관계들의 힘을 믿는다. 그래서 그 관계를 바탕으로 더 큰 그림을 그려볼 수 있게 됐다. 프로그램 제목처럼, 일상을 어떻게 더 말랑말랑하게 할 수 있을지 연구하다 보면 한층 더 성장한 우리 모두를 발견할 수 있을 것 같다.

생활처방전

1. 주변 사람들과 적극 소통하기. 취미 모임이나 자조 모임에 참여해 이웃과 관계 맺으며 함께 살아가기
2. 약이 아니라 문화예술 활동으로 몸과 마음 치유하기. 일상을 다르게 바라보며 내 아픔도 다르게 보기
3. 주위 사람들과 아픔을 나누기. 우울한 마음은 관계로 치유하기

건강처방전　　　　　　　#035

시장상인과 마을의료인이 가꾸는 건강한 시장

김종희 원주의료복지사회적협동조합 밝음의원 의사이다. 2015년 가을 마포의료복지사회적협동조합과 함께 한 주에 한 번 시장터를 찾아가 시장상인의 몸들과 만나며 건강한 시장터를 만드는 시장주치의로 참여했다.

"10시간 넘게 서서 일해요. 너무 안 움직이니까 피로가 누적되고 몸이 굳어져요"

"손끝 저림과 어깨 돌리기 뻑뻑해서 힘들어요. 무거운 쌀가마가 목을 짓누르는 거 같아요."

"손목이 너무 아파요. 하루 종일 일 년 내내 생닭 자르는 일을 하니…."

"젊었을 때는 애들 챙기랴, 살림하랴, 장사하랴, 정신없고 몸 신경 쓸 겨를이 없었어요. 그런데 갱년기가 오니 온몸이 다 아프고, 몸에 균형이 틀어지고, 고된 일을 계속해야 하니까 더 심해요. 그래서 대학병원을 엄청 쫓아다니고 주사도 엄청 많이 맞았어요. 그런데도 계속 아프고, 돈 다 들여 병원 다녔지만 아무 이상이 없대요."

"매장 컴퓨터작업이 많은데, 등허리가 굽어지고, 옆구리가 뻐근해요"

"우리가 다 똑같은 일을 반복하고 간단한 스트레칭도 못 하고, 집에서도 기지개 한번 펼 시간도 없어요. 씻고 집안일 좀 하다 자버리고. 아침에 다시 나오는 게 반복돼요."

"살쪄서 문제예요. 아침 10시~저녁 10시까지 일하고, 식사

두 끼는 가게에서. 날마다 술."

"불면이 심해요. 손님한테 스트레스 없고, 돈 버는 것에 특별히 스트레스 받는 게 아닌데도, 날마다 가게 꿈을 꿔요. 17년 동안 주 7일 장사 일에 메여 있어요."

시장주치의 활동으로 만난 시장 상인들의 몸 이야기들이다. 시장 상인의 몸은 무겁고 바쁘지만 생활의 변화가 적고, 장사에 묶인 몸이다. 아침 10시부터 저녁 10시까지 오랜 시간 365일 일하는 상인이 적지 않았다. 동료들과 고단한 하루를 녹이는 야식과 술은 거의 날마다 이어지며, 술살과 뱃살이 늘어가고 몸 이곳저곳 아우성이다.

그런데 이런 생활습관을 가진 분들 가운데 살을 빼고 싶다는 욕구가 많았다. 생활은 그대로인 채, 건강한 식사와 규칙 있는 운동을 권하는 의료인의 생활습관개선 교육은 옳으나 공허하다. 시장상인들이 시달리는 만성근육통에 "좀 쉬시고 운동해야죠~"라는 상담도 그렇다.

시장상인의 몸과 만나는 우리 의료인의 몸은 어떠한가? 의사 간호사는 대부분의 수련기간을 대학병원에서 보낸다. 실제 생활 현장에서는 왜 아프고 생활 속에서 어떻게 건강해질 수 있을까에 대한 질문들을 잃어버리곤 한다. 수많은 의료인의 몸에 담긴 건강 관심은 신체기관 중심 진단명이다. 건강검진, 당뇨, 고혈압, 우울증, 치매…. 진단 기준의 의학체계에 익숙한 몸이다. "혈압 한번 재보시겠어요? 당뇨검사도 해보세요." 의료인의 몸이 환자의 몸에게 건네는 말은 의학교과서의 질환 유무와 연관된 질문들로 기울어져 있다. 의료인의 몸에 각인된 환자의 몸은 신장수치, 혈압수치, 희고 검은 음영의 엑스레이 같은 것으로 환원된다.

실제 아플 수밖에 없는 생활세계와 아픈 자의 몸은 사라진다. 아픈 자의 몸과 생활을 들여다보는 것이 아니라, 검사수치 속 환자 몸을 보는 데 익숙한 것이 의료인의 몸이다. 곰곰이 되돌아보면 내가 의료협동조합에 관심 갖게 된 동기에는 환자는 사라지고 검사수치만이 둥둥 떠다니는 현대의학에 대한 불편한 감정을 해소하려는 마음이 있다. 나는 아픈 자들이 살아온 인생여정 속에 병에 이르게 된 이유가 있음을 '함께' 들여다보자고 말을 건넨다.

상인들의 생활 터전에서 건강문제를 함께 해결해가는 시장주치의는 지역사회 주치의의 좋은 모델이다. 시장상인들은 시간이 없어 운동도 못 하고 의원을 제때 찾아가기가 쉽지 않다. 시장주치의는 점포를 찾아와 상인의 건강문제와 궁금증을 자세하게 상담하며 신뢰를 쌓아갔다. 진료가 필요한 상인은 의료협동조합 의원에 진료를 받으러 가고, 속 시원한 상담을 원하는 상인은 즉석에서 20분 건강 상담시간을 갖기도 하여 만족도가 높았다. 상인들은 장사에 묶인 몸의 고통을 해소할 기회가 없었던 것은 아닐까. 실상 시장상인의 몸과 마음은 함께 모여 몸도 풀고 마음도 나누고 싶은데 말이다.

생활처방전

일터에서 할 수 있는 작은 실천들
1. 일하는 자세를 우선 살펴본다.
   오랜 시간 앉아 일하거나 서서 하는 일이면, 그 자리에서 제자리
   까치걸음(뒤꿈치를 들었다 놨다)을 때때로 하면 좋겠다.
   제자리 까치걸음만으로도 종아리근육 운동을 충분히 할 수 있어서
   하지정맥류처럼 고이는 혈액을 순환시키고, 종아리 피로감을 줄일 수 있다.
2. 일터에서 함께 몸을 풀 수 있는 기회를 만든다.
   일터 사람들의 건강 활동 욕구와 참여 시간대를 파악해 함께 건강 실천할 수
   있는 프로그램과 동아리를 지원하면 좋겠다.
3. 아플 수밖에 없는 일터 환경을 개선하는 데 관심을 갖는다.
   의료협동조합이 지역에서 시장이나 일터와 연계한 건강프로그램을 여는 것도
   중요하다.

건강처방전 #036

마음산책 - 몸지도

박봉희 한국의료복지사회적협동조합연합회 부설 교육연구센터 소장이다. 조직의 갈등조정, 영성 회복과 같은 정신건강예방 프로그램 기획과 진행으로 현장 활동가들을 지원하고 있다.

마음이 마음에게 물어본다

"'엄마 사랑해. 너무 사랑해' 죽기 직전 남겼던 마지막 전자우편메일이 지금도 눈에 선해요. 어느 순간, 아프다는 말을 하지 않게 되었어요." 5년 전 사고로 죽은 막내아들 기일이 돌아오는 11월이면 엄마는 죽음처럼 산다. "엄마~ 우리 여행가요." 눈치 챈 가족들이 제안하지만 아무런 의욕도 식욕도 없다.

요즘 의료협동조합에서 꾸리는 작은 소모임이나 회의, 교육에 앞서 서로 마음의 안부를 묻는 순서가 있다. 건강수다, '마음산책'이 바로 그것이다. 이번에는 〈마음이 마음에게 물어본다〉는 짧은 시를 읽고 자신의 아픔, 힘이 되어준 한마디에 대해 나눠보자 했더니 참여자 한 분이 눈물을 흘리며 이렇게 고백한다. "그나마 의료협동조합에 오면 마음이 편해요."

20년 가까이 협동조합 운동을 해왔다. 오랜 시간 지역 활동을 하며 사람이 변하지 않고는 어느 하나도 변화시킬 수 없다는 것을 알았다. 내가 변하지 않고 다른 사람을 변화시킬 수 있을까. 최근 너도 나도 '힐링'을 이야기한다. 그만큼 삶에서 느끼는 피로감이 높다는 뜻일 것이다. 내가 그렇듯, 현장 활동가들 역시 쉼이 없어 늘 지쳐 있었다. 이러한 문제의식에서 한

의료복지사회적협동조합연합회(아래 의료사협연합회)는 2009년부터 자기 성찰을 기반으로 소통하는 프로그램을 기획해 진행하고 있다. 이를 '마음산책(처음 '마음열기'에서 2015년부터 '마음산책'으로 이름을 바꿨다)'이라 한다.

마음산책을 시작하다

"가르침은 마음에 감동을 주고, 마음을 열게 하며, 심지어 마음을 깨트리기까지 한다."(파커 파머,《가르칠 수 있는 용기》)

2012년 즈음 기자 출신으로 150명 규모 헤드헌팅회사를 운영하는 기업 대표와 만나 대화한 적이 있다. "경영의 핵심은 사람이다"라는 대표의 말이 생각난다. 경영자는 좋은 인재를 찾아내는 일에 자기 시간의 50퍼센트를 쏟는다. 좋은 인재란 직무능력이 다소 떨어져도 품성과 인성이 좋은 사람이다. 직무능력은 교육을 통해 향상시킬 수 있지만 품성은 어렵다. 긴 시간 동안 자기 삶의 역사성이 있고, 그것을 바탕으로 형성된 품성을 교육을 통해 바꾸는 건 상당히 어렵다. 그렇다고 교육 무용론을 주장하는 건 아니지만 결국 품성교육은 효율 면에서 떨어지는 부분이 있다. 그래서 인력채용을 할 때, 품성이 좋은 인재를 선발하라고 하는 것이다.

여기에서 드는 의문 하나! 교육은 사람의 변화가능성에 대한 믿음을 갖는 것인데, 효율성이 떨어진다고 포기해야 하는 걸까? 물론 여기에서 논의 대상은 성인교육이다. 애초에 변화가능성에 대한 믿음 체계를 갖지 않는다면 교육은 어느 위치에서 자기 역할을 할 것인가. 이미 자기 인생 경험을 토대로, 군을 대로 굳어버린 중년들은 어찌해야 하는 건가. 성인교육의 한계는 몇 년 동안 연합회 교육 사업을 진행하면서 스스로 품게 된 회의이기도 했다. 하지만 포기할 수 없는 일 아닌가. 변화의 지점을 어떻게 잡고 어떻게 바꾸어 낼 것인가.

'마음산책'을 개발하게 된 첫 문제의식은 2007년 한국주민운동교육원 지도력훈련과정에 참여하던 시기, 마음공부를 접한 뒤였다. 석 달 동안 진행된 교육훈련에는 본 프로그램을 시작하기 앞서 간단한 생활 나눔, 자신의 마음을 살펴보는 시간을 배치했다. '이런 것이 프로그램으로도 가능하구나' 하는 생각이 들었지만 약간, 2퍼센트 부족한 느낌이 들면서 새로운 프로그램으로 발전시켜 보고픈 작은 열망을 품게 됐다.

그런 문제의식을 가지고 있던 가운데 의료사협연합회의 전신, 의료생협연대에서 2009년 처음 시도하는 조직활동가 3개월 교육훈련과정을 설계하게 되면서 10주차 프로그램 때마다 '마음산책'을 1시간씩 배치해 진행해보자고 제안했다. 공동체에 참여하는 사람들 의식 성장이 어떻게, 어느 지점에서 일어나는가에 늘 관심이 있었기에 '나, 너, 우리'라는 '마음산책' 기획 초안을 마련하고 진행했다. 프로그램을 운영할 때마다 얼마나 두려움에 떨었는지~ 중간에 포기도 하고 싶었다. 무식하면 용감하다는 말처럼 그저 직관만을 믿고 시도했던 나의 무모함에 대해 후회하기도 했다. 그런데 결과는 예상 밖이었다. "마음산책 진행을 어디 가서 배울 수 있나요?" "마음산책 관련 책을 만들어야 해요." 프로그램을 마친 활동가들의 반응이 뜨거웠다. 3개월 과정을 마친 구성원들은 더욱 친근하고 끈끈한 관계를 맺게 됐다.

마음산책 몸지도, 건강을 찾아가다

1기 '나, 너, 우리'에 이어 2기 '상처', 3기 '즐거움, 행복, 축제' 같이 기획할 때마다 열쇳말을 뽑았다. 마음산책은 열쇳말을 어떻게 뽑느냐에 따라 다른 방식의 진행을 보여주며 발전했다.

'마음의 문을 열고, 귀를 열고, 입술을 열어라.' 4기 조직활동가 마음산책을 준비하던 어느 맑은 아침에 떠오른 말들이었다. 이렇게 생각난 말들을 건강에 초점을 맞춰 '마음산책-몸지도' 아이디어를 냈다. 대전 지역 실무자가 즉석에서 그려 준 몸지도를 4기 교육생들 활동에 써보며 우리도, 훈련생들도 모두 놀랐다. '마음산책-몸지도'가 탄생하게 된 순간이었다.

다소 무겁고 진지한 나와 다르게 경쾌함과 발랄함으로 세상에 도전하는 여성주의 활동가와 내가 만들어낸 합작품. 우리는 마음산책 연구모임을 함께 구성했다. 의료협동조합에서 새로운 프로그램을 기획할 때마다 '건강교실, 건강실천단, 건강을 지킨다, 건강마을 만들기' 같이 건강이 핵심 가치였음을 기억하고 '열려라 – 몸, 기억, 가슴, 꿈'이라는 아이디어로 확장되어 갔다.

'건강'이라는 말과 접목한 몸지도 개발은 그 뒤 조합원과 대화하기 가장 쉬운 방법, 의료협동조합다운 건강 수다놀이의 핵심 도구로 자리매김했다. 세대를 이으며 여성 건강과 몸을 새롭게 읽어나가는 살림의료사협의 '반세기를 잇는 건강징검다리 포토북', 마포의료사협의 '찾아가는 망원 건강수레', 진료실 생활처방의 하나로 널리 사용했다.

몸지도는 의료협동조합 핵심 열쇳말인 '건강'에 딱 맞는 마음산책 도구이다. 쉽고, 누구나 시도할 수 있었던 덕분에 빠르게 퍼져 나갔다. 신체와 관련한 다양한 소통 도구를 확장해나가는 계기가 된 셈이다.

마음산책 – 몸지도, 진행하는 법

1. 목적

   현재 내 몸의 상태를 알아보게 한다.

   몸이 말을 걸어오는 순간의 느낌, 신체 감각을 알아차린다.

   알아차리고 고백하면서 가벼워지는 '감정의 해우소' 역할을 한다.

2. 시간

   10여 명 안팎 1시간 (인원에 따라 모둠을 나누어 진행할 수 있음)

3. 준비물 :

   몸지도(A4), 색연필

4. 진행 과정

       4.1 여는 글을 읽고 열린 질문을 한다.

       4.2 몸 지도를 그린다.

나의 몸 가운데 좋아하는/관심 있는 부분에 동그라미를 친다. (관심이 높을수록 진하거나 크게)

나의 몸 가운데 안 좋은 부분에 동그라미를 치고 개선책을 고민해본다.

4.3 참가자들이 저마다 몸지도에 담긴 기억과 느낌을 함께 나눈다.

4.4 나태주의 〈몸〉 시를 함께 읽고 마무리 한다.

5. 진행 과정의 유의점

배정된 시간, 인원에 따라 모둠을 나누어 진행하도록 한다.

관계 촉진을 위해 나누는 시간을 충분히 배려하는 것이 필요하다.

시간 배정 탓에 나눔을 할 수 없다면 몸지도를 그리는 체험만으로도 의미가 있다.

신체 감각을 표현하는 낱말의 예시를 들어 안내한다.

(단단한 / 물렁한 / 쑤시는 / 아픈 / 가벼운 / 무거운 / 긴장된 / 이완된 / 편안한 / 고통스러운 / 따뜻한 / 차가운)

기타 〈마음산책〉 워크북은 교육연구센터에 문의
http://cafe.daum.net/educoop

공동 작업

1. 여는 글

사람이 어릴 때 겪는 모든 경험들이 자신의 몸을 형성한다.
우리가 깃들어 살아가고자 노력하는 몸들의 정체는 무엇일까?
몸들은 우리에게서 어떤 부분을 차지하고 있을까?
우리는 몸들과 어떤 관계를 맺으려 하는가?

"몸에 새로운 육체성을 부여함으로써 몸을 우리가 달성해야 할 열망이 아니라 우리가 깃들어 사는 장소로 바꿔야 한다."
- 수지 오바크 〈몸에 갇힌 사람들〉

2. 열린 질문

나에게 몸이란 어떤 의미인가?
내 몸은 주로 어떤 용도로 쓰이는가, 혹은 쓰이고 싶은가?

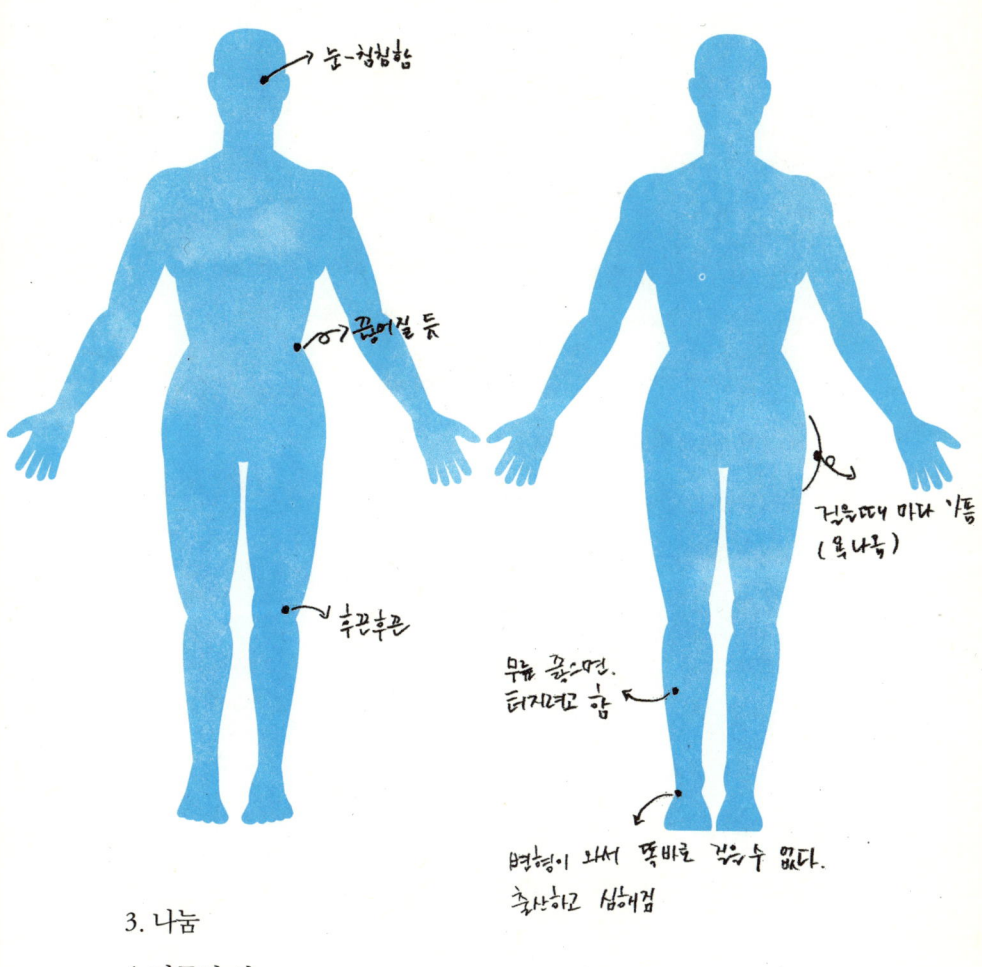

3. 나눔
4. 마무리 시

부록 1

내 안의 의사를 깨우는 몸지도

1. 내가 건강하고 활력을 느끼던 때는 언제인가?

2. 내 몸의 아픈 곳에 아래 내용들을 적어 보기
① 어디가, 언제부터, 어떻게 아픈가?
(아픈 느낌을 신체 감각 낱말로 표현하기 : 불난다, 무디다, 찌릿찌릿, 후끈, 무섭다, 욕 나온다…)
② 왜 아픈가?
③ 어떻게 생활 속에서 치유할 것인가?

자기점검

현재 자기 상태나 생활습관 등에 대해 자유롭게 적어 봅니다.
몸 상태-불편한 곳, 신경 쓰이는 곳을 표기해 봅니다.

만든 곳 한국의료복지사회적협동조합연합회 부설 교육연구센터

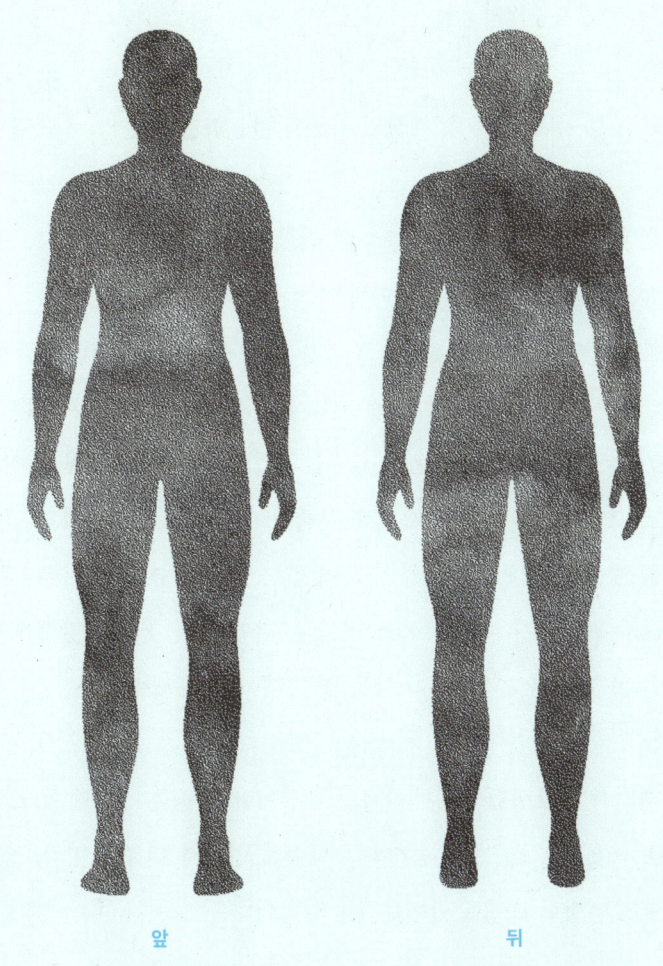

앞　　　　　　　뒤

부록 2

한국의료복지사회적협동조합의 건강 약속

나의 아픔, 이웃의 아픔, 세상의 아픔과 마주하기

1. 한국의료복지사회적협동조합의 건강 정의
건강은 아픔을 극복하는 힘이다. 아픔과 함께한다는 것은 아플 때 아파하고 아픔을 만나 성찰하고 아픔의 관계를 극복하기 위해 질병이라고 이름 붙은 것들과 함께 행동하는 것이다. 의료복지사회적협동조합 조합원들은 가까운 조합원들과 함께 이러한 건강을 실천하려고 모였다. 건강은 그 자체로 전체를 아우르는 것이어서 그것을 향한 행동은 연대와 협동일 수밖에 없다. 질병이 있어서 아픈 것이 아니라 건강하기 때문에 아픈 것이다. 다만 굳이 질병을 말해야 한다면 아픔을 홀로 감당해야 하는 것 그것이 바로 질병이다.

2. 따라서 의료사협에서 바라보는 건강이란 '아픔을 중심에 두고 자기를 극복하는 힘'이며, 몸, 마음, 세상의 안녕과 더불어 영적, 생태적으로 건강한 관계를 발현해가는 과정이다.

3. 이제 우리는 질병 중심의 패러다임을 벗어나 건강 개념을 다음과 같이 정리하고자 한다.

1) 아파하기- 아프다는 것은 이미 건강하다는 증거다. 슈바이처가 말한 자기 내면의 의사가 깨어나서 자기치유가 시작되었음을 알리고, 몸과 마음 전체, 우주의 연대와 동참을 호소하는 신호이다. 아픔을 아픔대로 받아들이되, 참지 말고, 숨기지 말고 아픔을 알리고 연대를 요청하는 것이 아파하기이다.

2) 이름 짓기- 나의 아픔의 특성과 성질을 파악하고 그것이 어떤 아픔인지를 이름 짓는다. 진단명, 질병명을 존중하되, 그것에 갇히지 않을 수 있어야 한다. 정상과 비정상의 구분을 넘어, 탄생과 죽음에 이르는 연속적인 삶의 과정으로 바라볼 수 있어야 한다. 아픔의 근거로 제시된 화학물질의 수치를 넘어 생활 습관, 마음, 사회, 자연과 '대화'하고 자신의 아픔을 이름 짓는다.

3) 성찰하기- 성찰은 '자신의 일을 반성하여 깊이 살핌'이다. 아픔과 관련된 세계와의 관계를 파악하고 의식화하는 것이다. 먼저 자신의

몸과 소통하고 화해함으로써 내 몸의 주체가 되고, 전체의 자리에서 개체의 아픔을 보는 것이 성찰하기이다. 이러할 때 개체 생명은 아플 수밖에 없다는 것을 깨닫고 받아들이게 된다,

4) 함께 행동하기- 아픔에 온몸과 마음을 집중하고 그곳에 자리 잡는다. 나의 아픔, 이웃의 아픔, 세상의 아픔이 그러하다. 아픔은 나에게 일어난 일이지만 나 혼자만의, 너 혼자만의 책임이 아니다. 우리는 그 어떤 아픔에 대해서도 공동 책임이며 연대 책임이다. 관계의 변화를 위해 나부터 시작하지만 함께 행동하는 것이 건강이다.

4. 의료복지사회적협동조합의 건강 약속

우리는 온 생명의 존재이면서 동시에 저마다 둘도 없는 존재입니다. 누구나 저마다 우주이지만 홀로 온전하지 않습니다. 그래서 건강은 온전함에 깃들며 또 자기다움으로 피어납니다. 온전함과 자기다움의 반대는 장애나 질병이 아니라 갈라놓음과 홀로됨입니다. 네가 있어 내가 있을 수 있습니다. 나의 온전함은 몸 따로 마음 따로 나뉘지 않은 본래적 조화로움이 빚어내는 생명의 본 모습입니다. 내 몸의 지체들이, 내 몸에 깃든 온갖 생명들이 서로 돕듯 자기다움을 간직하며 그 온전함으로 나는 나답게, 너는 너답게 우리를 이루어 살아

가는 것이 건강입니다.

이것은 나 홀로 하는 것이 아닙니다. 아픔의 자리를 응시하는 것, 그것이 건강의 시작입니다. 내 몸의 아픔을 통해 내가 병들어 있음을, 내 삶이 어긋나 있음을 성찰하는 것이 내 건강의 시작입니다. 이처럼 내가 나의 아픔에 귀 기울이는 것이 건강의 시작이듯, 이웃의 아픔을 응시하는 것, 그것이 나로부터 시작하는 건강한 관계, 건강한 공동체의 첫걸음입니다. 그래서 아픔을 중심에 두고, 그 아픔의 근원을 보듬어 안는 것, 나아가 자기를 치유하며 공동체 건강을 위해 행동하는 것이 건강입니다.

그리하여 우리는 나직하게 되새깁니다.

아플 때, 나를 돌아보게 하소서
내 몸의 소리를 듣게 하소서
내가 아픈 것은 세상이 아픈 것임을 깨닫고
그 아픔의 근원을 응시할 수 있게 하소서
우주인 생명이 내는 소리에 귀를 열게 하소서
이웃의 아픔이 곧 내 아픔임을 깨닫게 하소서

늘 안부를 묻고 살피는 서로가 되게 하소서
이웃이 아플 때 아픈 내 몸 쓰다듬듯 손 내밀어 잡게 하소서
하나의 생명으로서 그 본성처럼 늘 서로 돕고, 늘 서로 나누며
그것을 통해 더불어 하나 됨 속에서 기뻐할 수 있게 하소서
한 생명 한 생명이 빛날 수 있게 하소서

2015. 10. 5
한국의료복지사회적협동조합연합회

부록 3

전국 의료복지사회적협동조합 길라잡이

건강할 권리, 협동하는 사람, 건강한 세상을 위한
의료복지사회적협동조합을 소개합니다

지역주민과 의료인이 협동하여 민주적 의료기관, 건강 생활, 건강한 공동체를 만들어가는 보건복지부 인증 사회적협동조합입니다.

의료복지사회적협동조합의 핵심가치
① 건강할 권리 : 조합원이 주인인 의료기관
② 협동하는 사람 : 사람을 이어주는 공동체
③ 건강한 세상 : 나와 이웃이 건강한 사회

한국의료복지사회적협동조합연합회를 소개합니다
2003년 전국 '의료생협' 연합모임인 '의료생협연대'로 창립해

활동해왔습니다. 2013년 협동조합기본법에 따라 전환 총회를 하여 이를 발전시켜 이어받은 기획재정부 1호 사회적협동조합연합회입니다. 회원 조합을 육성, 지원하고 의료 공공성 실현과 건강한 사회를 만드는 데 기여합니다. 주요사업은 신규 의료협동조합 설립 지원과 컨설팅, 정책과 대정부활동, 의료인 연수와 국제교류와 연대활동이며 부설 교육연구센터를 운영합니다.

온라인에서도 만나보세요

누리방 http://hwsocoop.or.kr
카페 http://cafe.daum.net/community-health
블로그 http://blog.naver.com/hwsocoop
페이스북 https://www.facebook.com/hwsocoop

한국의료복지사회적협동조합연합회 회원조합들

'의료협동조합'은 주민참여형 지역건강공동체를 지향하는 한국의료복지사회적협동조합연합회에 소속된 의료복지사회적협동조합과 의료생협을 함께 이르는 말이다.

자조모임 스스로 건강을 실천할 수 있도록 의료협동조합이 지원하는 질환별 환자 모임.
소모임 조합원들이 일상에서 생활건강 관계망을 이루는 다양한 생활관심사별 모임.
마을모임 거주 지역 가까운 거리 동네 단위 모임.

안성의료복지사회적협동조합

경기도 안성시 장기로 48(인지동)

031-672-6121

asmedcoop.or.kr

의원3, 한의원2, 치과, 검진센터2, 재가장기요양센터, 요양보호사교육원

1994년 4월

본점 해바라기뇌졸중 자조모임, 건강실천 자조모임, 산악회, 우쿨렐

레-초급반, 우쿨렐레-중급반, 당뇨회, 수선화, 건강걷기, 책읽어주는 사람들, 행복모임2기, 먹향기가득한서예, 맑은향기, 맵시운동교실, 일본어회화, 교육원몸살림, 건강체조교실, 우쿨렐레(꼬마기타), 낭서치(소설낭독모임), 안성의료협동조합산악회, 고삼산악회, 안성의료사협 트레킹 소모임, 4080소모임.

서안성 지점 법륜스님의 행복한 마음공부, 그림 소모임, 동화 소모임, 민화단청그리기 소모임

3동 지점 3동우리산악회, 동화구연 소모임, 볼링소모임 하하호호, 노래하는청춘 그건너 소모임, 자원봉사 소모임 소달구지, 일본어 소모임, 시사모, 어머니 한글학교 소모임, 포켓볼 소모임, 텃밭 가꾸기 소모임, 행복여행 소모임, 칠보공주 소모임, 천연비누 만들기 소모임, 노을그림, 펠트공예 소모임, 맷돌체조 소모임, 매화하모니카 소모임, 스포츠댄스

인천평화의료복지사회적협동조합

인천시 부평구 경인로 1104번길 10(부개동)

032-524-6911

icmedcoop.or.kr

의원, 한의원, 치과, 검진센터, 가정간호사업소, 재가장기요양센터

1996년 11월

체조교실, 라인댄스 1팀, 노래교실 2팀, 탁구교실, 산행, 디카, 영화, 나빵모녀모임, 김여사클럽, 몸펴기운동 모임, 고혈압 모임, 당뇨 모임, 이상지질혈증 모임, 소식지를전하는사람들, 한울타리 봉사단, 등대-거동불편 어르신 재활.

안산의료복지사회적협동조합

안산시 상록구 예술광장1로 46, 로얄프라자 3층(월피동)

031-401-2208

asmedcoop.org

의원2, 한의원, 치과, 검진센터, 요양원, 재가장기요양센터, 가정간호사업소

2000년 4월

솜다리 산악회, 건강수다모임(이유 없이 아픈 몸과 건강에 대한 궁금증 등을 김철환 원장님과 함께 나누는 모임), 요가 소모임 3개, 양생공, 오카리나, 기타 소모임, 색연필 미술, POP 예쁜글씨 쓰기, 영어기초반, 원어민 영어반, 명상수행, 줌바 댄스, 한울타리 자조모임, 월피동 어르신들의 정기 모임(작품만들기, 노래, 율동, 요리 등 다양한 활동), 꿈사랑 자조모임- 본오동 어르신들의 정기 모임, 고혈압 당뇨 자조모임, 꽃사랑 꿈사랑 자조모임, 자원봉사단 발로뛰어, 건강체조봉사단

원주의료복지사회적협동조합

강원도 원주시 중앙로 83 밝음신협 3층(중앙동)

033-744-7571~3

wjmedcoop.org

의원, 한의원, 재가장기요양센터

2002년 5월

피리 소모임, 영어 소모임, 월례환자식사 모임, 환자-직원 생활건강 나눔 모임, 밝음갤러리 조합원전시회 모임, 당뇨요리 소모임(준)

민들레의료복지사회적협동조합

대전광역시 대덕구 계족로 663번길 26(법동)

042-638-9042

mindlle.org

의원, 한의원2, 치과2, 재가장기요양센터, 검진센터, 가정간호센터

2002년 8월

한밭레츠와 함께하는 중창단, 어르신 노래교실, 어르신건강 기체조, 근현대사 소모임 역사야놀자, 논어공부 모임 자왈, 요가 소모임 야수요가, 마라톤 소모임 달민이, 철학연습, 산악회, 옥상텃밭, 육아수

다모임, 소모임 인큐베이팅 '마중역',

건강의 집(커뮤니티카페 잇수다, 민주노총대전충남지역본부, 내동작은나무도서관, 한살림대전생협 생명문화공간, 원도심레츠, 호숫가마을), 당뇨자조모임

서울의료복지사회적협동조합

서울 영등포구 대림로 76, 301호(대림동)

02-848-2150

medcoop.org

한의원, 치과, 재가장기요양센터

2002년 6월

요가, 건강산행, 배드민턴, 보라매 걷기, 천연만들기, 영화, 태극권, 예쁜글씨(POP), 기타, 캐리커쳐, 어린이 발레단, 반찬 만들기, 바둑, 중국어, 스페인어, 성인 발레, 방송댄스

전주의료복지사회적협동조합

전북 전주시 완산구 장승배기로 194, 2층(평화동 1가)

063-221-0525

http://jhwsca.co.kr

한의원, 재가장기요양센터, 치과(준비중)

2004년 4월

녹색평론읽기, 달빛산책, QT매일성경읽기, 탁구, 길따라 걷기

함께걸음의료복지사회적협동조합

서울 노원구 상계로 1길 14-11, 401호(상계동)

02-937-5368

healthcoop.or.kr

한의원, 치과, 재가장기요양센터

2005년 6월

오르락내리락, 둘레길 걷기, 요가, 퀼트, 여행, 영화, 장애여성친목 모임 아띠

해바라기의료복지사회적협동조합

경기도 용인시 기흥구 새천년로 16번길 3-16, 304호(신갈동)

031-282-0791

medcoop.net

한의원, 치과

2007년 3월

약차 소모임, 친환경비누 만들기, 한의사와 함께하는 건강이야기, 인형 만들기, 65세 이상 심리미술모임, 해바라기나눔터봉사회, 가죽공예 모임

성남의료생협

경기도 성남시 수정구 수정로 115-1, 3층(태평동)

031-743-9752

http://blog.naver.com/sncoop0223

한의원

2007년 3월

우리산악회, 약초 소모임, 생활단식

수원의료복지사회적협동조합

경기도 수원시 영통구 효원로 381 새롬프라자 302호(매탄동)

031-213-8843

swmedcoop.com

한의원, 치과(준비중)

2009 3월

텃밭모임 농군, 천연비누 온새미로, 하우스맥주, 공예모임 맹글술레

시흥희망의료복지사회적협동조합

경기도 시흥시 은행로 167번길 12, 302호(대야동)

031-311-6655

www.shmedcoop.com

cafe.daum.net/shmedcoop

한의원, 치과, 재가장기요양센터, 장애인활동보조사업

2009년 9월

미술, 요가, 우쿨렐레, 가야금, 노래, 향기 있는 영어, 힐링아트 미술, 태극권, 길따라 걷기, 바끄로 여행, 라르고 영화, 등산

살림의료복지사회적협동조합

서울 은평구 서오릉로 149 세웅빌딩 2층(구산동)

02-6014-9949

salimhealthcoop.or.kr

의원, 검진센터, 치과, '다짐'운동센터

2012년 2월

등산 소모임 오투, 스페인어 소모임 Hable con ella, 걷기 모임 풋풋, 공동육아 모임 친구야놀자, 반찬만들기 모임 밥앤찬, 텃밭모임 주렁

주렁, 미디어 소모임 미세보, 일본어 소모임 토니카쿠아미, 어린이체육 모임 꼬마놀이터, 협동체육 모임 득근테마, 공부 소모임 교장놀이, 기타 소모임 코드Am, 여성주의 공부 모임 길동무, 갑상선질환자들 자조모임 갑들의모임, 100일간 협동의 살림다이어트 살다그룹, 자원활동단 좋아랑, 신사수색증산동, 구산동, 갈현동, 대조동, 불광동, 진관동 동모임

마포의료복지사회적협동조합

서울 마포구 월드컵로 80, 702호(서교동)

02-326-0611

mapomedcoop.net

의원, 검진센터

2012년 6월

별별살롱(천연생활재 만들기), 요가모임, 병맛키친(사계절 저장음식 만들기), 심폐소생술 모임, 등산모임

행복한마을의료복지사회적협동조합

경기도 안양시 동안구 평촌대로 223번길 59, 503호(호계동)

031-397-8540

cafe.daum.net/happymedicoop

한의원

2012년 9월(과천, 의왕, 군포, 안양지역)

몸펴기 생활운동 모임, 동의보감읽기 소모임, 절운동/무팔단금 소모임, 집밥초대 모임, 나를 위한 글쓰기 소모임, 양봉 소모임(벌벌모임), 내일산악회

건강한의료복지사회적협동조합

서울시 성동구 왕십리로 319, 3층(행당동)

02-2291-2275

cafe.daum.net/wellcoop

치과

2013년 12월

건강걷기 모임, 풍선아트 모임, 몸살림운동 모임, 생활발효교실

순천의료생협

전남 순천시 봉화로 62(조곡동)

061-7459-3300/3333, 061-762-7900/8066(치과)

cafe.daum.net/medcoopS , cafe.naver.com/purunmedcoop

의원, 검진센터, 치과, 요양병원, 생협건강센터

2012년 10월

우쿨렐레, 천연화장품, 도자기, 요가, 리본공예, 천연염색, 토종씨앗, 산행모임 들꽃, 공방, 기타, 그림치유 명화랑 놀자, 소품만들기 꼼실 꼼실

대구시민의료생협

경북 대구시 수성구 고산로 121-11, 3층(매호동)

053-263-1100

dcmcoop.or.kr

의원2, 재가노인복지센터(준비중)

2012년 5월

느티나무의료복지사회적협동조합

경기도 구리시 건원대로 36, 2층(인창동, 화성골드프라자)

031-555-8004

www.namoohealthcoop.or.kr

의원, 검진센터

2014년 09월

아쉬탕가 요가, 이완 요가, 아로마테라피, 몸덜기 모임, 산행모임, 미술반, 연극반, 구리-남양주 마을모임 8곳

홍성우리마을의료생협

충남 홍성군 홍동면 홍동길 194(금평리)

041-634-3223

hoonoon.tistory.com

의원

2015년 5월9일

허리튼튼 소모임, 걷기모임

부천의료복지사회적협동조합

경기도 부천시 중동로 248번길 33, 701-2호 (중동)

032-675-7517

cafe.daum.net/bucheonhealth

간강카페꿈땀 운영, 건강생활의원(개원 예정)

2013년 7월

백주대낮, 연필로 그리는 인물화 모임 연인, 텃밭 모임 딸랑한고랑, 성서아카데미, 정때문에, 시안애, 죽음과 늙어감의 인문학, 비폭력대

화연습 모임, 기타와 우쿨룰레 모임 어울림, 의료와 사회, 탁구모임 똑닥, 아침명상반, 태극권, 몸펴기운동 모임. 건강실천단

준비하는 곳

관악의료복지사회적협동조합(준비모임)

서울시 관악구 관악로 140 2층 관악사회적경제센터 지원센터내 모임방

http://cafe.daum.net/gwanak-medcoop

rjsrkdguqehd(자판을 영문으로 놓고 '건강협동'치기)@gmail.com

지역모임-앗싸 건강실천단 활동, 건강협동학교 운영

대구들풀의료복지사회적협동조합(준비모임)

대구시 중구 남일동 36-1 미도빌딩 5층

053-256-1009

외국인 근로자센터 방문진료, 위드카페 거점 진료소 운영

정리 김종희

(2016년 9월 1일 기준)

알림

주민의 삶과 호흡하는 인문의학수련 1기 모집
주민의 삶에 공감하는 의료인, 당신을 초대합니다

진료실에서 만나는 사람은 질병을 가진 환자로 둔갑해버리곤 합니다. 그 환자는 과거 현재 미래를 짊어지고 온 인생의 주인공인데 말입니다. 의료인 교육과정에서부터 주민의 삶은 찾아보기 어려웠습니다. 그래서 〈의료협동조합 의사위원회〉에서는 주민의 삶을 들여다보고 살아 있는 의학교과서를 쓰고자 합니다.

대상 보건의료계열 대학생 + 의료인
참가 신청 문의 hwsocoop@daum.net
　　　　　　　　02-835-5412, 010-9232-3609
참가비 학기별 의료인 10만 원(학생 5만 원)
　　　　개별 강의 참가시 의료인 3만 원(학생 2만 원)
주최 한국의료복지사회적협동조합연합회 의사위원회

1. 인문의학수련 월례강좌 : 서울모임 1기

① 8/27 질병과 가난한 삶: 노숙인 진료 14년의 기록 /최영아(내과의사, RESET 회복나눔네트워크 대표)
② 9/24 마음은 몸으로 말한다 /강신익(치과의사, 부산대 의료인문학 교수)
③ 10/22 정신장애인의 생활자립마을 만들기 /고영(정신과 의사, 함께하는 사회적 협동조합 이사장)
④ 11/26 똥꽃: 치매 어머니와 함께한 자연치유 기록 /전희식(농부작가, 요양보호사, 전국귀농운동본부)
⑤ 12/17 의료에 협동은 불가능한가? /곽병은(원주 빈의자의사회 대표, 원주의료사협 원장)

시간 토요일 오후 4시
장소 연합회 2층 강당
    은평구 녹번동 5번지 18동 민주노총건물(불광역 2번 출구)
    상기 일정은 변동될 수 있습니다. 1년에 2학기제로 운영됩니다.

2. 인문의학수련 월례 강좌 : 타 지역별 모임(준)

지역별 인문의학수련 월례강좌 모임에 관심 있는 학생과 의료인 3명 이상 모이면, 해당 지역 의료협동조합과 의사위원회에서 함께 마음을 모아 지원하겠습니다.

3. 인문의학수련 현장 활동

① 학생들 스스로 기획한 자기성장 프로젝트 제안시 지원 협의
② 2017년 1월 필리핀 빈민촌 철거이주 지역 국제건강캠프
③ 2017년 여름 일본의료생협 연수
④ 〈주민의 삶과 호흡하는 인문의학수련〉 출판 작업(학생모임과 의사위원회 공동 작업)

다함께 살리는 건강처방전
내 안의 의사를 깨우는 마을주치의들의 건강 길찾기

처음 펴낸날 2016년 9월 27일

지은이 의료복지사회적협동조합과 함께하는 의사 34인
펴낸이 윤경은

글틀지기 김기돈 정은영
글다듬지기 심정혜
볼꼴지기 권으뜸
박음터 평화당

펴낸곳 작은것이 아름답다
나라에서 내어준 이름띠 문화 라 09294
터이름 02879 서울시 성북구 성북로 19길 15 3층
소리통 02-744-9074~5
글통 02-745-9074
누리알림 jaga@greenkorea.org
누리방 www.jaga.or.kr

ISBN 978-89-963600-4-9 03510

이 책의 국립중앙도서관 출판예정도서목록(CIP)은 서지정보유통지원시스템누리방(http://seoji.nl.kr)
과 국가자료공동목록시스템(http://www.nl.go.kr/kolisnet)에서 이용하실 수 있습니다. (CIP제어번호 :
CIP2016022901)

씨앗을 품은 책, 나무를 꿈꾸는 월간지 작은것이 아름답다
표지는 사용후고지 100퍼센트 갱판지 280그램, 앙코르 130그램, 내지는 하이벌크 80그램으로
지구 숲을 살리는 재생종이에 인쇄하고 환경을 위해 표지에 코팅을 하지 않았습니다.

책값은 뒤표지에 있습니다. 잘못된 책은 바꾸어 드립니다.